儿科临床规范诊疗

Pediatric Clinical Standard Diagnosis and Treatment

姜丽娜 编著

U0256789

北京大学医学出版社

ERKE LINCHUANG GUIFAN ZHENLIAO

图书在版编目（CIP）数据

儿科临床规范诊疗 / 姜丽娜编著 . —北京：北京大学医学出版社，2024.6
ISBN 978-7-5659-3137-6

Ⅰ. ①儿…　Ⅱ. ①姜…　Ⅲ. ①小儿疾病－诊疗　Ⅳ. ① R72

中国国家版本馆 CIP 数据核字（2024）第 082322 号

儿科临床规范诊疗

编　　著：姜丽娜

出版发行：北京大学医学出版社

地　　址：（100191）北京市海淀区学院路 38 号　北京大学医学部院内

电　　话：发行部 010-82802230；图书邮购 010-82802495

网　　址：http://www.pumpress.com.cn

E-mail：booksale@bjmu.edu.cn

印　　刷：北京瑞达方舟印务有限公司

经　　销：新华书店

责任编辑：董　梁　　责任校对：靳新强　　责任印制：李　啸

开　　本：889 mm×1194 mm　1/32　印张：7.875　字数：205 千字

版　　次：2024 年 6 月第 1 版　2024 年 6 月第 1 次印刷

书　　号：ISBN 978-7-5659-3137-6

定　　价：39.00 元

前　言

　　当代医学和生命科学的迅速发展，使得越来越多的新理论和新技术被广泛应用于儿科临床实践。卫生事业的改革和发展也使得儿科医生与社会之间的距离越来越近，疾病、患者和社会对儿科医生的要求也越来越高。因此，儿科医生除了需要储备儿科医学知识外，还需要具备社会学知识、基础医学和预防医学知识，以及增强对心理疾病的了解。优秀的临床儿科医生需要同时了解儿科学的经典和进展，不断学习以更新知识。

　　儿科学是一门专业性很强的学科，儿童疾病的发生与发展有其独特规律，因此其诊断具有特有的复杂性。近年来，儿科学发展迅速，但仍有一些疾病的病因尚不清楚，因此诊断与治疗方法仍需不断完善。我国的儿科医生正在努力探索和寻找一些疾病的诊断和治疗方法，以提高诊断的准确性和治疗的成功率。

　　本书旨在将有丰富临床经验的高年资医师的临床思维方法、诊断思路和经验介绍给年轻医生，关注当今医学动态，遵循循证医学程序，强调培养临床思维能力。内容包括每个疾病的病史采集、检查、诊断、治疗原则、疗效标准以及预防等部分。本书强调实用性，遵循临床思维程序，简明扼要，且具有科学性，适合主治医师、住院医师、研究生和儿科专业教师阅读。

姜丽娜

目　录

第一部分　小儿内科疾病

第二部分　小儿外科疾病

第三部分　眼耳鼻喉疾病

第一部分　小儿内科疾病

第一章

儿童保健

第一节　营养不良

【病史采集】

　　1. 入院后 24 h 完成病历记录。

　　2. 记录出生史、喂养史、生长史。

　　3. 记录相关疾病史（急慢性感染、慢性代谢性疾病、长期消化功能紊乱等），以及病情发生发展过程。

　　4. 记录合并症及治疗经过。

【检查】

　　1. 入院后 1 h 内必须完成体格检查，除常规体格检查外，应注意皮下脂肪减少部位与程度、水肿、精神状态及心肺功能。

　　2. 实验室检查：根据营养不良的程度，进行血常规、血电解质、血糖、血清总蛋白及白蛋白等相关检查，针对原发病做相关检查及心电图、肝超声、X 线检查，有条件者可做血游离氨基酸、血清酶、血微量元素及各种维生素含量测定。

【诊断】

　　1. 根据临床表现和相关实验室检查结果，确定营养不良的类型（消瘦型、水肿型、混合型）和程度（轻度、中度、重度）。

　　2. 尽可能找出原发病因。

　　3. 寻找可能存在的合并症。

【治疗原则】

1. 快速纠正严重合并症：如水电解质紊乱、低血糖、严重感染等。

2. 及时处理各种原发疾病。

3. 调整饮食，合理喂养。

4. 可选用各种消化酶、蛋白同化类固醇，如苯丙酸诺龙；补充各种营养素，如蛋白质、脂肪、维生素、微量元素、矿物质。

5. 对于病情严重、血浆蛋白过低或有严重贫血者，可输全血或血浆。

6. 对于病情复杂，处理困难的情况，需请相应专科或上级医生会诊或转至上级医院。

【疗效标准】

1. 治愈：体重增加至相应身高体重标准的第三个百分位以上，各项化验检查结果恢复正常，各项合并症均已治愈。

2. 好转：体重增长，各项化验指标基本恢复正常，各种合并症好转。

3. 未愈：未达到上述指标的情况。

【出院标准】

达到临床治愈或好转的标准，且病情相对稳定，患者可以出院。

第二节　维生素 D 缺乏性手足搐搦症

【病史采集】

1. 入院 24 h 内完成病历记录。

2. 记录喂养史、疾病史。

3. 抽搐发作状态、持续时间、是否伴有喉鸣及意识障碍、有无发热等诱因。

4. 治疗经过和治疗反应。

【检查】

1. 入院后 15 min 必须完成体格检查，重点注意面神经

征 ，

第一章 儿童保健

征、腓反射、止血带征。

2. 实验室检查：血清钙等电解质及碱性磷酸酶。

【诊断】

3. 喉痉挛的患儿应与急性喉炎、先天性喉鸣鉴别。

4. 伴有发热者应注意与中枢神经系统感染鉴别。

【治疗原则】

首先控制惊厥或喉痉挛，然后同时予以病因治疗。

3. 及时应用维生素 D 制剂。

4. 病情复杂，处理困难，需请相应专科或上级医生会诊。

【出院标准】

临床症状消失，血钙恢复正常，病情稳定者可以出院。

第三节　迟发性维生素 K 依赖因子缺乏症

【病史采集】

1. 入院 24 h 内完成病历记录。

2. 单纯母乳喂养史、既往疾病史。

3. 病情发生、发展过程，有关诱因、并发症及治疗经过。

【检查】

意意识等中枢神经系统症状及体征。

2. 实验室检查：血常规、出凝血时间、凝血酶原时间检查，入院后应立即采血送检，颅内出血者根据病情可做腰椎穿刺、脑部超声和 CT 检查，有条件者应做凝血因子活性测定。

【诊断】

1. 根据年龄、喂养史、出血表现，结合实验室检查即可诊断。

2. 颅内出血患儿应注意与颅内感染或其他原因颅内病变进行鉴别，同时应与其他出血性疾病进行鉴别。

【治疗原则】

1. 补充维生素 K 制剂。

2. 输新鲜全血。

3. 止血药物可选用酚磺乙胺（止血敏）、6- 氨基己酸等。

4. 处理颅内压增高、感染等并发症，有硬膜下血肿者要酌情穿刺，多次穿刺无效者再考虑手术治疗。

5. 病情复杂，处理困难，需请相应专科或上级医生会诊。

【出院标准】

临床症状消失，出血停止，病情稳定者可以出院。

第二章

新生儿疾病

第一节　新生儿窒息

【病史采集】

1. 入院 24 h 内完成病历记录。

2. 母孕期患病史；多胎、羊水过多；胎盘、脐带异常；分娩异常及药物均可引起胎儿和新生儿窒息。

3. 缺氧首先出现胎儿胎动增加、胎心增快，如缺氧持续，则胎心减慢、胎动减少。

【检查】

1. 体格检查：娩出后在复苏的同时在 1 min 内对呼吸、心率、皮肤颜色、肌张力、对刺激的反应等进行评估。

2. 血气分析。

3. 检测窒息缺氧后可引起的多脏器损害：测血糖、血钙、血钾、血钠、心肌酶谱、肾功能、胸部 X 线片、脑 B 超、脑 CT 等。

【诊断】

孕期及分娩中有缺氧史，出生后 1 min Apgar 评分 4～7 分为轻度窒息，0～3 分为重度窒息，若出生后 1 min Apgar 评分 8～10 分，而数分钟后又降到 7 分及以下者也属窒息。有条件的单位可做脐带血 pH 检测以作为 Apgar 评分的补充。

【治疗原则】

对宫内窘迫胎儿进行处理及监护，做好复苏的准备，由经过专业训练的专业人员进行迅速、正确、有效的复苏。

1. 立即清理呼吸道分泌物，有羊水胎粪吸入者必要时予气管插管，行气管内清理，操作在 1 min 内完成，确保呼吸道通畅。

2. 建立呼吸、增加通气、保证供氧。有重度窒息需较长时间加压给氧、应用气囊面罩复苏器仍然发绀及需气管内给药者予气管内插管，频率以 40 次 / 分为宜。

3. 建立正常循环，保证足够的心搏出量。胸外按压心脏以拇指手掌法为佳，心脏按压频率与人工呼吸频率之比为 3∶1。

4. 根据病情选用药物辅助复苏：肾上腺素、多巴胺、多巴酚丁胺、钠络酮、碳酸氢钠。

5. 评价、监护、保温、减少氧耗，有感染可能者用抗生素防治感染，保证营养供给。

第二节　新生儿呼吸窘迫综合征

【病史采集】

1. 入院 24 h 内完成病历记录。

2. 本病多见于早产儿，尤其是胎龄 32 周以下的极低出生体重儿。

3. 胎龄较大，但有宫内窘迫和出生窒息史，孕母产道出血的婴儿发生该病也较多，男性婴儿较女性婴儿多发。

4. 糖尿病母亲婴儿及剖宫产婴儿较多见。

5. 多数生后情况尚可，6 ～ 12 h 内出现进行性呼吸困难、呻吟、青紫。

【检查】

1. 体格检查：缺氧、呼吸困难的表现，呼吸音的改变，肺部啰音的出现及特征，呼吸衰竭的表现。

2. 有条件的单位可做肺成熟度的检测：羊水卵磷脂与鞘磷脂比值（L/S），羊水磷脂酰甘油（PG）测定，羊水泡沫试验。

3. 血电解质分析、血气分析、胸部 X 线片。

【诊断】

1. 有上述病史，出生后 12 h 内出现进行性呼吸困难，吸气三凹征、呼气呻吟，胸部 X 线片呈现毛玻璃样改变及支气管充气影可诊断。

2. 与乙型溶血性链球菌感染、羊水吸入综合征、湿肺、颅内出血、横膈膜神经损伤鉴别。

【治疗原则】

1. 预防性治疗：产前孕母应用肾上腺皮质激素，分娩后新生儿气管内注入表面活性物质。

2. 保温：环境温度达中性温度，相对湿度达 50% ～ 65%。

3. 输液：控制输液速度及液体量。

4. 氧疗及辅助呼吸，疑诊患儿应及早拍摄胸部 X 线片，确诊后根据病情选用持续气道正压通气（continuous positive airway pressure，CPAP）、间歇正压通气（intermittent positive pressure ventilation，IPPV）。

5. 表面活性物质替代疗法。

6. 心力衰竭者强心、利尿。

7. 纠正酸中毒。

8. 防治感染。

9. 监护：呼吸、心率、血压、血氧饱和度、血气分析，拍摄胸部 X 线片观察病情及了解气管插管的位置。

【疗效标准】

无合并症患儿，出生后 60 ～ 72 h 病情好转，72 h 以后便可撤离呼吸机，如呼吸机治疗时间延长，要考虑气漏、动脉导管开放及支气管肺发育不良等并发症的发生。

第三节　新生儿感染性肺炎

【病史采集】

1. 入院 24 h 内完成病历记录。

2. 孕母妊娠期感染史。

3. 胎膜早破、急产、滞产、反复经产道检查。

4. 婴儿出生有窒息史，出生后有传染性疾病患者接触史及脐炎、皮肤感染、败血症等病史。

5. 接受侵入性操作和检查等医源性因素。

6. 吃奶少或拒乳、反应低下等一般症状及咳嗽、喘息、吐沫、呛奶等呼吸道症状，体温不升或发热。

【检查】

1. 体格检查：缺氧、呼吸困难的表现，呼吸音的改变，啰音的性质及特征，重症伴呼吸衰竭、心力衰竭及中枢神经系统等多脏器功能异常的表现。

2. 血常规、血培养、痰培养、病毒学检查、血气分析等实验室检查及拍摄胸部 X 线片等。

【诊断】

1. 根据上述病史、临床表现及胸部 X 线片等辅助检查可确诊。

2. 需与羊水吸入综合征、胎粪吸入综合征、新生儿肺透明膜病等鉴别。

【治疗原则】

1. 加强护理及监护、保温。

2. 抗感染治疗。

3. 加温湿化后供氧，加强呼吸管理。

第四节　新生儿出血症

【病史采集】

1. 入院 24 h 内完成病历记录。

2. 孕母产前用药（抗惊厥药、抗凝血药、利福平、异烟肼）史，孕母既往妊娠出血史，家族性出血史。

3. 患儿多母乳喂养，未用维生素 K，肝胆疾病、感染、缺氧病史。

4. 多数在出生后 2～3 天，迟可达 6 天发病。

5. 由于腹泻、服用抗生素可在 1～3 个月诱发迟发性出血。

【检查】

1.体格检查：出血部位、特点、程度、是否伴有失血性贫血、休克及脏器功能障碍的表现。

2.实验室检查：血常规、血小板、凝血时间、凝血酶原时间、部分凝血活酶时间。

【诊断】

1.结合病史、临床表现、辅助检查，凝血酶原时间及部分凝血活酶时间延长，血小板、出血时间正常可确诊。

2.需与咽下综合征、血小板减少性紫癜、血友病、梅克尔憩室、弥散性血管内凝血（disseminated intravascular coagulation，DIC）鉴别。

【治疗原则】

1.立即静脉注射维生素 K。

2.严重大量出血，立即输新鲜全血或新鲜血浆。

3.对症处理：局部止血、静脉营养等。

4.其他：保温、供氧、纠正酸中毒、维持电解质平衡、治疗原发病。

第五节　新生儿黄疸

【病史采集】

1.入院 24 h 内完成病历记录。

2.患儿父母黄疸、遗传代谢病家族史，患儿父母血型。

3.孕母既往原因不明的死胎史、流产史、输血史、分娩过黄疸新生儿病史。

4.患儿窒息、缺氧史。

5.患儿宫内感染史或感染性疾病患病史。

6.患儿内出血病史。

7.黄疸出现在出生后 24 h 内，进展快，或消退延迟，伴吃奶差、呕吐、腹泻、体温波动等。

8.黄疸退而复现。

【检查】

1. 体格检查：黄疸的分布、程度、颜色，有无贫血、肝脾大及核黄疸的神经系统体征。

2. 血常规、血型、网织红细胞、总胆红素、未结合胆红素、结合胆红素检测。

3. 抗球蛋白试验、游离抗体、抗体释放试验、抗体效价测定。

4. 葡萄糖 -6- 磷酸脱氢酶（G-6-PD）活性测定、血红蛋白电泳。

5. 血培养、肝功能、转氨酶、乙肝病毒血清学检测、TORCH 血清学检测及基因诊断（PCR）。

6. 碱性磷酸酶、B 超、同位素扫描、CT 等。

【诊断】

1. 根据病史、临床表现及辅助检查可确诊高未结合胆红素血症、高结合胆红素血症、混合性高胆红素血症及确认黄疸的致病原因。

2. 需与生理性黄疸鉴别，以及引起高未结合胆红素血症、高结合胆红素血症及混合性高胆红素血症之间的病因鉴别。

【治疗原则】

1. 光照疗法。

2. 药物治疗：治疗原发病。输白蛋白、血浆、纠正酸中毒。葡醛内酯（肝泰乐）、胆酸钠保肝、利胆。

3. 一般治疗：保温、供氧，尽早开奶，尽快排出胎便，避免使用与胆红素竞争葡萄糖醛酰转移酶或白蛋白竞争结合位点的药物。

4. 胆道闭锁确诊后手术治疗。

第六节　新生儿低钙血症

【病史采集】

1. 入院 24 h 内完成病历记录。

2. 孕母糖尿病、妊娠高血压综合征、低钙血症、维生素 D 缺乏或甲状旁腺功能亢进等疾病。

3. 患儿早产、低出生体重、缺氧病史。

4. 牛乳喂养或人工喂养史。

5. 曾注射碱性药物或用枸橼酸钠抗凝血换血。

6. 不安、易激惹、惊跳、惊厥等神经症状史。

【检查】

1. 体格检查：震颤、惊厥、呼吸暂停或呼吸改变，肌张力、腱反射的改变。

2. 血钙、血磷、血镁测定，有条件可做 24 h 尿钙测定及血甲状旁腺激素的测定。心电图检查。

【诊断】

1. 根据母亲饮食史、疾病史及围产期病史，婴儿胎龄、分娩情况，出生后病史、饮食及临床表现，血清钙 < 1.75 mmol/L（7 mg/dl），游离钙 < 0.9 mmol/L（3.5 mg/dl）可确诊。

2. 需与低镁血症、低血糖症、缺氧缺血性脑病、颅内出血、原发性呼吸暂停鉴别。

【治疗原则】

1. 钙剂治疗：确诊为低钙血症者，立即静脉注射钙剂，输注过程中监护心电图或监测心率，心率在 80 次 / 分以下停用。

2. 补充维生素 D，提倡母乳喂养。

3. 低钙血症不易纠正，可能合并低镁血症者，给予镁剂治疗。

4. 止惊、降颅压、对症处理。

第七节　新生儿低血糖

【病史采集】

1. 入院 24 h 内完成病历记录。

2. 孕母有糖尿病、妊娠高血压、胎盘功能不全史。

3. 早产、巨大儿、小于胎龄儿，有窒息、重度溶血病、红细胞增多症、严重感染、新生儿硬肿病者。

4. 迟开奶、摄入不足。

【检查】

1. 全身检查：反应差、阵发性发绀、多汗、面色苍白、无力及神经系统症状者。

2. 血糖测定 < 2.2 mmol/L；出生后 1 h 内监测。

3. 反复发作或持续性低血糖，应测血胰岛素、甲状腺素（T_4）、促甲状腺素（TSH）、生长激素和皮质醇，必要时做 B 超或 CT 检查。

【诊断】

1. 具有以上病史者，应结合临床表现做相应的辅助检查以明确诊断。

2. 患儿顽固、反复发作、严重的低血糖多由先天性内分泌疾病和遗传性疾病引起，应做有关检查进行鉴别诊断，找出原发病。

【治疗原则】

1. 测出血糖低，不需要等出现症状即可开始治疗，口服 10% 葡萄糖溶液，尽早开奶。

2. 出现症状者立即静脉输注葡萄糖溶液，根据患儿低血糖的程度、出现的症状及体征选择葡萄糖溶液的浓度（25%、10%、5%）及静脉输入的速度。

3. 经治疗 3 天血糖仍低者，除查找病因外可用氢化可的松或胰高血糖素。

4. 对内分泌及代谢性疾病所致顽固、反复发作性低血糖应同时治疗原发病。

【疗效标准】

1. 治愈：低血糖表现消失，空腹血糖正常稳定。

2. 未愈：低血糖表现基本消失，空腹血糖大致正常或正常尚未稳定。

第八节　新生儿高血糖症

【病史采集】

1. 葡萄糖输注过多：这是新生儿高血糖症最常见的原因。新生儿糖代谢能力较差，如输注过快、糖浓度过高，易发生高血糖症。极低出生体重儿糖耐量更低，糖利用率只有 2 ～ 3 mg/（kg·min），更易发生高血糖症。

2. 应激性高血糖症：危重疾病如严重感染、新生儿硬肿病、窒息缺氧等，儿茶酚胺分泌增加促进糖原分解代谢加速、糖原异生作用加强、胰高血糖素和皮质醇分泌增加，常可发生严重高血糖症。

3. 药物性高血糖症：孕母分娩前或新生儿出生后用过激素、氨茶碱、咖啡因等可致高血糖症。

4. 先天性高血糖症：少见，可表现为短暂或持续高血糖症。

【检查】

1. 血糖超过 7 mmol/L 即可出现尿糖和渗透性利尿，甚至发生脱水，为高渗性脱水，出现烦躁不安症状，脱水体征不明显。

2. 高血糖症发生严重高渗血症可导致颅内出血。

3. 高血糖症还可引起呼吸暂停。

【诊断】

血生化检测，血糖超过 7 mmol/L（125 mg/dl）时称为高血糖症。

【治疗原则】

1. 新生儿出生数天应监测血糖，根据血糖水平调整葡萄糖输注剂量及速度。

2. 对早产儿、高危儿应严格限制葡萄糖输注速度，如葡萄糖浓度已经降至5%，空腹血糖浓度＞ 14 mmol/L，尿糖阳性或高血糖持续不减好转时可使用胰岛素，持续胰岛素滴注：滴注速率0.01 ～ 0.2 U/（kg·h），通常开始速率为 0.05 U/（kg·h），30 min 测血糖，以调节胰岛素输注速率，直至稳定；如果血糖水平仍然＞10 mmol/L，增加滴注速率0.01 U/（kg·h）；如果发生低血糖，停止胰岛素滴注，并静脉供给10%葡萄糖2 ml/kg，1次，胰岛素滴注期间，每6 h检测血钾水平。

3.重症高血糖症伴有明显脱水表现应及时补充电解质溶液，以迅速纠正血浆电解质紊乱状况，并降低血糖浓度和减少糖尿。

4.持续高血糖，尿酮体阳性，应做血气检测及时纠正酮症酸中毒。

5.同时去除病因，治疗原发病，如停用激素、纠正缺氧、恢复体温、控制感染、抗休克等。

第九节　新生儿缺氧缺血性脑病

【病史采集】

1.入院24 h内完成病历记录。

2.缺氧因素：宫内窘迫、出生时窒息、反复呼吸暂停、呼吸窘迫综合征、胎粪吸入综合征等严重的呼吸道疾病病史。

3.缺血因素：心搏骤停或严重心动过缓。

4.神经系统症状体征：吸吮反射、觅食反射减弱或消失，出现意识障碍、惊厥等症状。

【检查】

1.全身检查：重点检查意识、肌张力、有无惊厥、前囟张力、瞳孔大小、呼吸节律、吸吮反射及拥抱反射情况。

2.神经系统检查：瞳孔大小、前囟张力、颅缝、原始反射、肌张力的改变。

3.临床分度：分轻、中、重度（根据意识，肌张力，原始反射如拥抱反射、吸吮反射，惊厥，中枢性呼吸衰竭，瞳孔改变，前囟张力，病程及预后情况来分度）。

4.血常规、血生化检查、血气分析。

5.经前囟头颅B超检查。

6.头颅CT及MRI检查。

7. 必要时行腰椎穿刺查脑脊液。

【诊断】

通过上述病史、神经系统症状体征、特殊检查及血液生化检查即可明确诊断。应与新生儿颅内出血、化脓性脑膜炎及其他惊厥病因相鉴别。

【治疗原则】

1. 供氧。

2. 止惊：苯巴比妥、地西泮（安定）。

3. 脱水剂：呋塞米（速尿）、20% 甘露醇。

4. 稳定血压：可用多巴胺等药。

5. 限制液量：60 ～ 80 ml/（kg·d），纠正酸碱失衡、电解质紊乱。

6. 维持营养：静脉内营养，病情稳定后无吸吮能力时给予鼻饲奶。

7. 改善脑细胞缺氧及代谢障碍：用能量合剂、胞二磷胆碱、脑蛋白水解物（脑活素），恢复期可用高压氧治疗。

8. 应用抗生素预防及控制感染。

9. 进入恢复期阶段要早期理疗或康复治疗，以减少神经系统后遗症。

【疗效标准】

治愈：轻度缺氧缺血性脑病恢复快，无神经系统后遗症，症状消失，反应好，吃奶好，1 周即可出院。

第十节　新生儿颅内出血

【病史采集】

1. 入院 24 h 内完成病历记录。

2. 产伤：臀位产、急产、胎吸、产钳等手术产。

3. 缺氧：窒息、产程过长、胎盘早剥、前置胎盘、胎盘功能不全、脐带脱垂以及母亲患严重疾病。

4. 出生后烦躁、凝视、呻吟、尖叫、惊厥；早产儿嗜睡、反应差、拒奶、肌张力低下等抑制症状。

5. 常有呼吸不规则。

【检查】

1. 全身检查。

2. 神经系统检查：前囟饱满或紧张，瞳孔、肌张力改变，原始反射消失。

3. 血常规、出凝血时间、血型。

4. 经前囟头颅 B 超检查。

5. 头颅 CT 检查。

6. 腰椎穿刺或硬膜下穿刺。

【诊断】

1. 有异常分娩史。

2. 有神经系统症状及体征。

3. 头颅 B 超及 CT 检查可见出血灶。

4. 腰椎穿刺或硬膜下穿刺：可协助蛛网膜下腔及硬膜下出血的诊断。

5. 本病诊断要与新生儿化脓性脑膜炎、新生儿缺氧缺血性脑病、低血糖、低血钙、低血镁等疾病相鉴别。

【治疗原则】

1. 一般治疗：保持安静、保暖、给氧、头位抬高、减少搬动、延迟开奶、密切观察瞳孔及呼吸情况。

2. 止惊：苯巴比妥、安定。

3. 脱水剂：20% 甘露醇、呋塞米、地塞米松降低颅内压，控制脑水肿。

4. 止血：维生素 K_1、酚磺乙胺（止血敏）、氨甲苯酸（止血芳酸），补充凝血因子，输新鲜血或血浆。

5. 抗生素：一般按新生儿早期感染选用。

6. 维持营养：早期由静脉补充营养与液体，病情稳定后不会吸吮者用鼻饲喂养或予静脉内营养。

7. 改善脑细胞缺氧缺血及代谢障碍：能量合剂、胞二磷胆碱、脑蛋白水解物（脑活素）。

8. 苏醒剂：醒脑静。

9. 防止后遗症：要早期干预，进行训练，亦可选用 α

氨酪酸、维生素 B_1、维生素 B_6、维生素 B_{12}、维生素 E、ATP 及针灸等。

10.门诊随访，定期给予指导。

第十一节 新生儿硬肿病

【病史采集】

1.入院 24 h 内完成病历记录。

2.发病多见于寒冷季节、环境温度过低或保温不当，早产儿、低出生体重儿易患本病。

3.感染、产伤、窒息、出血及某些先天畸形等常是诱发因素。

4.早期哺乳差、哭声低、反应低下、体温不升、皮肤硬肿。

【检查】

1.全身体检。

2.专科检查：腋温-肛温差，皮肤硬肿范围，各器官功能改变的临床体征。

3.血常规、血小板计数、出凝血时间、血型。

4.血清钠、钾、钙、磷、尿素氮、肌酐、血糖。

5.血气分析。

6.心电图、胸部 X 线片。

7.合并 DIC 时应查：血小板计数、凝血酶原时间、部分凝血活酶时间、凝血酶时间、纤维蛋白原、3P 试验（指标中 4 项以上阳性者可确诊为 DIC，符合 3 项者高度怀疑）。

【诊断】

1.根据以上病史。

2.临床表现：拒奶，不哭，反应差，体温 35℃以下，重者＜30℃，心率降低，心音低钝，常伴有低血糖、代谢性酸中毒、多脏器功能损害、微循环障碍、休克、心功能不全、弥散性血管内凝血、肺出血、肾衰竭等。

3.新生儿硬肿病分为轻、中、重三度（根据体温-肛温差、腋温-肛温差、硬肿范围、器官功能改变，每项分别评分），总分为 0 分者轻度，1～3 分为中度，4 分以上为重度。

【治疗原则】

1. 复温。

2. 不能吃奶者用胃管喂养。重症或呕吐者暂不喂奶，由静脉供给液体及热量。

3. 选用适当抗生素防治感染。

4. 改善微循环选用多巴胺、酚妥拉明。

5. DIC 高凝状态时用肝素。

6. 治疗原发病及各器官功能损害的合并症。

7. 有缺氧者进行氧疗，使用能量合剂、维生素 E。

第十二节 新生儿败血症

【病史采集】

1. 入院 24 h 内完成病历记录。

2. 孕母发热及感染史。

3. 胎膜早破、产程延长、羊水混浊或发臭。

4. 分娩时消毒不严或过多产程操作。

5. 早产、小于胎龄儿、有免疫缺陷病者易感染。

6. 皮肤黏膜损伤史，脐部感染史。

7. 气管插管、脐血管或外周静脉插管史，抢救器械消毒不严，医疗用品被污染。

8. 患儿常表现吃奶少、吸吮无力，少哭，哭声低微，精神萎靡，嗜睡，面色发黄、发青、发白、发灰，发热或体温不升。重症者拒奶、不哭、不动、神志不清、面色不佳、体温不升。

【检查】

1. 全身检查：黄疸迅速加重、肝脾大、出血倾向、贫血、休克、血压下降、面色苍白、皮肤大理石花纹、脉细而速、肌张力低下、尿少、尿闭、腹胀。

2. 出现化脓性病灶。

3.血培养：有条件者可做厌氧菌培养，L型细菌培养。

4.外周血白细胞计数及分类。

5.C反应蛋白（CRP）升高。

6.可疑宫内感染者，查脐血IgM，胃液涂片查细菌，脐带及胎盘病理学检查绒毛膜炎、血管炎等改变。

7.其他培养：从尿液、脑脊液、浆膜腔液或非暴露病灶分离或涂片找到同一细菌。

8.有条件时可做对流免疫电泳，以了解新生儿体液（血液、脑脊液）存在的细菌抗原，作为败血症的病因诊断。

【诊断】

根据以上病史、症状、体征分析及通过血液方面的特殊化验检查及其他病灶、体液的有关检查即能准确做出对本病的诊断。

【治疗原则】

1.一般治疗：安静，保持呼吸道通畅，保暖，维持水、电解质平衡，纠正酸中毒和缺氧，输血、血浆支持疗法。局部病灶处理。

2.控制感染：选用相应的抗生素。

3.对症治疗：抗休克，控制心力衰竭，同时治疗并发症。

4.免疫治疗：中性粒细胞减少者可输注白细胞，或静脉滴注丙种球蛋白。

第十三节　新生儿坏死性小肠结肠炎

【病史采集】

1.入院24 h内完成病历记录。

2.早产儿、极低出生体重儿，窒息、缺氧、严重感染、肠道感染、用高渗奶喂养者。

3.腹胀、呕吐、腹泻、便血。

【检查】

1.全身检查：腹胀，重症病例并发肠穿孔、腹膜炎时症状更明显，肠壁皮肤红肿，肠鸣音消失。

2. 查血常规、出凝血时间、血型。

3. 血生化，钾、钠、氯、钙、二氧化碳结合力。

4. 便常规，便潜血试验。

5. 腹部 X 线立位平片。

【诊断】

1. 根据以上病史有呕吐、腹泻、腹胀、便潜血试验阳性或有便血及本病特殊的消化道 X 线征象即可确诊。

2. 本病应与先天性巨结肠、新生儿出血症相鉴别。

【治疗原则】

1. 内科治疗

（1）禁食 7 ～ 10 天。

（2）胃肠减压。

（3）补液、纠正酸中毒及电解质紊乱。

（4）支持疗法：全静脉高营养液，输新鲜全血、血浆。

（5）抗生素治疗：给予静脉点滴。

2. 外科手术指征

（1）腹腔内出现游离气体。

（2）临床恶化发生肠坏死。

（3）大量便血。

（4）持续性肠梗阻。

（5）腹腔穿刺阳性，抽出血性或黄色浑浊液大于 0.5 ml。

第十四节　新生儿呼吸暂停

【病史采集】

1. 入院 24 h 内完成病历记录。

2. 是否为早产儿，有无缺氧、感染高危因素，有无呼吸不规律、面色发绀、心率减慢、血压下降的病史。

3. 肺部疾患、中枢神经系统疾患、全身性疾病、高胆红素血症、代谢紊乱、胃食管反流、贫血。

【检查】

1. 血常规。

2. 血气。

3. 血糖、血钙。

4. 可疑感染时做血培养。

5. 情况允许时摄胸部 X 线片。

6. 随时检查神经症状，包括瞳孔大小。

【诊断】

1. 病因分类

（1）早产儿原发性呼吸暂停：早产儿发生呼吸暂停，不伴有其他疾病者称原发性呼吸暂停。一般发生在出生后 2～10 天，主要由呼吸中枢发育不成熟以及对 CO_2 升高的反应性较差所致。

（2）继发性呼吸暂停：多见于足月儿，可继发于下述情况：①低氧血症：如肺炎、窒息、呼吸窘迫综合征、先天性心脏病、动脉导管未闭、持续胎儿循环、血容量不足等；②呼吸功能受损或功能紊乱：如颅内感染、颅内出血、胆红素脑病、败血症、低血糖、低血钙、电解质紊乱、酸中毒、分娩前用过镇静药等；③反射性：导管吸氧、插胃管、胃食管反流等，均可刺激咽喉部，反射性引起呼吸暂停；④其他：环境温度过高或过低、体位不正、被动的颈部弯曲或面罩给氧时颏下受压等。

2. 一般表现：主要表现为呼吸停止、青紫、心率减慢和肌力低下。

3. 诊断标准：凡呼吸停止 ≥ 20 s，或呼吸停止＜20 s，但同时伴有心率减慢（＜100 次/分）和（或）青紫（苍白）和（或）肌力低下者，每日发作 3 次以上或 6 h 连续发作 2 次者可确定诊断。

【治疗原则】

1. 监护：对可能发生呼吸暂停的新生儿应加强观察，注意呼吸状况，有条件者可使用监护仪。

2. 物理刺激：如采用托背、刺激皮肤（如弹足底）等，使小儿啼哭或清醒后呼吸暂停可消失。

3. 药物兴奋呼吸中枢：枸橼酸咖啡因，首次用药量为

20 mg/kg，24 h 之后给药 5 mg/kg。

4. 辅助呼吸疗法：应用药物治疗无效，呼吸暂停仍频繁发作者，应及时转至上级医院诊治。

5. 积极治疗原发病：如纠正低血糖，酸中毒，低氧血症等。

第十五节　新生儿惊厥

【病史采集】

1. 新生儿惊厥是多种原因引起的中枢神经系统功能紊乱所致的一种表现，症状常不典型。

2. 反复发作可造成脑损伤而留有后遗症。

【检查】

1. 根据病情检查血糖、钙、磷、镁、钾、钠、氯、胆红素。

2. 脑电图检查对惊厥的诊断和预后尤为重要。

【诊断】

临床表现：惊厥发作形式常不典型，尤其是早产儿，更难以辨认。常见的发作形式有轻微发作，表现为眼球斜视、眼球震颤、眨眼动作、吸吮咀嚼、肢体踏板样动作以及呼吸暂停等；局限性阵挛性发作、多灶性阵挛性发作、强直性发作、肌阵挛发作、失力发作等。

【治疗原则】

1. 迅速进行病因诊断，尽可能针对病因给予特异性治疗。如：低血糖可给 25% 葡萄糖 2～4 ml/kg，以 1 ml/min 的速度静脉注射，随后用 10% 葡萄糖 5～6 mg/（kg·min）继续静脉注射，使血糖保持在正常水平。低血钙（7 mg/dl）予 10% 葡萄糖酸钙 2 ml/kg，加等量 10% 葡萄糖稀释后缓慢静脉注射，8 h 一次，同时监测心率。此外，对缺氧缺血性脑病，或其他原因引起的惊厥治疗参照有关章节。

2. 一般治疗：细心护理、保温、保持呼吸道畅通，给氧，输液，高热者给予物理降温、心肺监护。

3. 抗惊厥治疗：原则上选用一种药物，剂量要足，或两种药物交替使用，用药期间监测药物血药浓度。

（1）苯巴比妥钠：为新生儿惊厥的首选药物，对窒息和缺血引起的脑损伤有保护作用，可降低脑代谢和能量的消耗，减轻脑水肿。

（2）地西泮（安定）：为治疗新生儿惊厥持续状态的首选药物，效果好。但地西泮对呼吸和心血管系统有抑制作用，所以，与苯巴比妥类药物合用时应十分慎重。

（3）水合氯醛：可作为抗惊厥治疗的辅助剂。

4. 脱水剂的应用：反复长时间惊厥常并发脑水肿，必要时可给 20% 甘露醇静脉注射，或呋塞米（速尿）静脉注射。

第十六节　新生儿破伤风

【病史采集】

接生时处理脐带不当，特别是断脐所用剪刀未正确消毒，脐部感染病灶。

【诊断】

1. 消毒不严的接生史或旧法接生。

2. 潜伏期 4～7 天（2～18 天），此期越短，症状越重。

3. 痉挛期发病缓慢，初为烦燥不安、哭声低、下颌强直、口吸气困难，终至牙关紧闭。身体发生强直性痉挛，因面肌痉挛呈苦笑面容、头仰缩、身体呈角弓反张，神志清，痉挛初起时呈间歇性，以后发作频繁，间歇缩短，一触即发，可因呼吸肌、膈肌痉挛而窒息死亡。

4. 恢复期：上述症状逐渐恢复。

【治疗原则】

1. 置安静环境中，避光、声，减少操作刺激。

2. 保证充分热量和液体，注意水、电解质平衡。热量每日 100 kcal/kg，液量每日 100～200 ml/kg，必要时输血浆、全血，保持上呼吸道通畅湿化。

3. 抗毒素的使用：用于中和末梢神经终板相结合的游

离毒素。一次（1～2）×10^4 U 肌内注射或加入 5%～10% 葡萄糖稀释后静脉注射。先做皮试，过敏者用脱敏疗法肌内注射。破伤风免疫球蛋白 500～3000 U 肌内注射更理想。如有不洁接生史，可做预防 1500 U 抗毒素肌内注射，脐炎严重者 3000～5000 U 局部封闭。

4. 抗生素：青霉素每天（2～4）×10^5 U，7～10 天。脐部用 3% H_2O_2 溶液处理，涂碘酊，保持脐部清洁。

5. 止惊剂

（1）苯巴比妥（鲁米那）每次 10～20 mg/kg 肌内注射或静脉注射。

（2）10% 水合氯醛每次 50 mg/kg。

（3）安定每次 0.3～0.5 mg/kg，肌内注射或静脉注射，注意呼吸抑制问题，或每次 5～10 mg 鼻饲给药。

（4）脱水药：痉挛伴窒息者，有脑水肿可用 20% 甘露醇每次 0.2～0.5 g/kg（2.5 ml/kg）。用抗毒素后 7～14 天，出现发热、皮疹、喉痉挛者可用 10% 葡萄糖酸钙每次 10 ml，每日一次，静脉注射，连用 3 天；异丙嗪（非那根）每次 3.125 mg，每日 3 次口服；氢化可的松每日 5～10 mg/kg 静脉注射；泼尼松每日 0.5～1 mg/kg 口服。

第十七节　新生儿休克

【病史采集】

1. 询问新生儿休克病因，包括：低血容量性休克、心源性休克、感染性休克和神经源性休克。

2. 询问母亲孕期高危因素。

【检查】

1. 血气分析、乳酸、电解质、血糖、肝肾功能、心肌酶谱。

2. 血常规、CRP、超敏 CRP、降钙素、I/T、血培养。

3. DIC 筛查及确诊实验。

4. 胸部 X 线片、心电图、心脏彩超。

【诊断】

1. 要明确是否存在休克状态，并判断休克严重程度，同时做出病因诊断，确定休克类型。

2. 评价脏器功能损害情况。皮肤循环：指压前臂内侧皮肤毛细血管再充盈时间，正常 3 s，较慢为 3～4 s，甚慢为 > 4 s。四肢温度：发凉为凉至膝肘关节以下，发冷为凉至膝肘关节以上。

3. 新生儿休克评分：轻度 5 分，中度 6～8 分，重度 9～10 分。

【治疗原则】

1. 病因治疗。

2. 一般治疗：减少搬动，维持正常体温。

3. 扩容（生理盐水 10 ml/kg，半小时内给入，最大不超过 60 ml/kg，急性失血者，需立即联系输血治疗）。

4. 纠正酸中毒：应当在有效扩容的基础上进行纠正；对于乳酸酸中毒、酮症酸中毒，改善循环、保证热量供应，减少乳酸和丙酮酸的产生甚为重要，是治疗的首选手段。

5. 血管活性药物的应用：必须在有效扩容和纠正酸中毒的基础上应用。可选用多巴胺、多巴酚丁胺、酚妥拉明。其中多巴胺剂量多选用中小剂量 5～10 μg/（kg·min），有效扩容仍不能维持正常血压，可考虑使用大剂量多巴胺 [> 10 μg/（kg·min）]，如多巴胺剂量超过 15 μg/（kg·min）仍不能维持正常血压，可使用肾上腺素持续静脉滴注，剂量从 0.05 μg/（kg·min）开始，最大不超过 1 μg/（kg·min）。多巴胺无效或有心源性休克，可用有增强心肌收缩力的多巴酚丁胺，常与多巴胺联用，一般从 5 μg/（kg·min）开始，最大不超过 15 μg/（kg·min）。

6. 呼吸机支持治疗。

7. 纠正心功能不全：强心、利尿、活血管。

8. 防治 DIC：应当早期应用肝素，不必等到出现高凝状态或 DIC 实验室指标阳性时才用。中度以上休克（循环功能不全评分 4～7 分），血小板 < 100×10^9/L 便可考虑

使用。首剂：50 U/kg 静脉推注，20 ～ 25 U/kg 维持，根据活化部分凝血活酶时间（activated partial thromboplastin time，APTT）调整剂量，应维持 APTT 延长不超过 1.5 倍。由于需要监测 APTT，目前肝素应用趋向超小剂量和皮下注射：1 U/（kg·h）持续滴注，或每次 20 ～ 40 U/kg，每 12 h 一次，皮下注射。输注新鲜冰冻血浆 10 ml/kg，可提高凝血因子水平 10% ～ 15%，输注血小板 10 ml/kg，可提高血小板（70 ～ 100）×10^9/L，快速输注冻干人纤维蛋白原 50 mg/kg，可迅速补充凝血因子，尤其在低凝期起效快。

9. 糖皮质激素的应用：一般休克不适宜用，只限于有肾上腺皮质功能不全的患儿，目前倾向于使用氢化可的松，每次 1 ～ 2 mg/kg，每 6 ～ 8 h 用一次，也可应用甲泼尼龙。

第三章

遗传、免疫及结缔组织病

第一节　21-三体综合征

【病史采集】

1. 入院后 24 h 内完成病历记录。

2. 有无智力低下、体格发育落后、反复感染史。

3. 母亲妊娠年龄、孕期疾病及用药情况，是否有放射线照射、不良嗜好等。

【检查】

1. 体检应注意特殊面容、肌张力低下、通贯手等典型表现，也应判别有无先天性心脏病。对异常情况的描述，包括：皮肤、皮纹、面容、神经反射、肌张力等。

2. 实验室检查：染色体核型检查；必要时做智商测定。

【诊断】

1. 根据病史、临床表现，结合染色体检查，可明确诊断。

2. 不典型者须与先天性甲状腺功能减退症鉴别。

【治疗原则】

本病无特殊治疗。主要是对症处理和治疗合并症。

第二节　半乳糖血症

【病史采集】

1. 入院后 24 h 内完成病历记录。

2. 拒食、嗜睡、呕吐及黄疸等症状发生的时间、程度，与摄入的奶量及时间的关系，有无抽搐、智力障碍及肝衰竭相应症状。

3. 有无家族史。

【检查】

1. 入院后 1 h 内完成体检。注意肝大小、质地、肌张力及有无白内障等。

2. 实验室检查：做尿还原糖试验、血半乳糖及其代谢相关酶（半乳糖 -1- 磷酸尿苷酰转移酶）测定；必要时做肝功能检查、血糖、血电解质等检查。

【诊断】

根据病史、临床表现，结合实验室检查，可明确诊断。

【治疗原则】

1. 饮食方面：停用奶及奶制品，加用谷类、脂类、其他类蛋白质。

2. 食物及维生素喂养。

3. 对症处理：防治低血糖；纠正水电解质及酸碱失衡。

4. 有感染者，给予抗生素治疗。

第三节　肝豆状核变性

【病史采集】

1. 入院后 24 h 内完成病历记录。

2. 发病年龄，久治不愈的"肝病"史，缓慢进展的神经、精神症状及溶血性贫血、泌尿和骨骼系统症状等。

3. 家族中有无不明原因的肝病史，精神病史。

【检查】

1. 入院后 1 h 内完成体检。

2. 实验室检查：做血浆铜蓝蛋白、肝功能检查；裂隙灯下检查角膜凯-弗环；有条件者做头颅 CT、MRI 检查或同位素铜结合试验；必要时行肝活检。

【诊断】

有本病家族史、原因不明的肝病、溶血性贫血、肾病变或精神神经症状的患儿，都要考虑本病的可能性，采取必要的实验室检查。

【治疗原则】

1. 限制铜摄入：不宜进食动物内脏、鱼虾海鲜和其他含铜高的食品；可应用锌剂治疗。

2. 加速铜排泄：可应用青霉胺、三乙四胺促进尿铜排出。

3. 针对肝功能受损、高铜血症可给予能量合剂、维生素 C 及白蛋白。

4. 有条件者可做肝移植。

5. 病情复杂，处理困难，需请相应专科或上级医生会诊。

【疗效标准】

1. 治愈：铜代谢平衡，临床症状、体征消失。

2. 好转：症状、体征较入院时好转，病情进入恢复期。

3. 未愈：症状、体征无改善。

第四节　风湿热

【病史采集】

1. 入院 24 h 内完成病历记录。

2. 发病前 1 ～ 3 周有无上呼吸道链球菌感染史。

3. 病史采集内容应包括发热的热型、心脏受累情况，有无游走性关节疼痛、皮肤改变，以及有无舞蹈症的表现。

【检查】

1. 全身体检、生命体征及咽部特征。

2. 心脏听诊包括心音、心律，有无反流性杂音、奔马律或心包摩擦音。

3. 皮疹的部位、特点、关节的局部表现，有无遗留畸形。

4. 实验室检查：血常规、咽拭子培养、抗链球菌溶血素 O 试验、红细胞沉降率（ESR）、C 反应蛋白、血清补体等。

5. 心电图，胸部 X 线检查。

【诊断】

1. 主要表现：心肌炎、多发性关节炎、舞蹈症、环形红斑、皮下结节。

2. 次要表现：发热、关节痛、以往有风湿热或风湿性心脏病史，红细胞沉降率升高或 C 反应蛋白阳性，白细胞增多，心电图 P-R 间期延长。

3. 链球菌感染证据：抗链球菌溶血素 O 抗体或其他抗链球菌抗体增加，咽拭子培养为 A 组链球菌阳性，或近期有链球菌感染，如咽炎、猩红热等。

4. 凡有两项主要表现或一项主要表现和两项次要表现，合并近期链球菌感染病史可考虑该病诊断。

5. 若诊断不明确又怀疑风湿热，应与类风湿关节炎、结核感染、过敏性关节炎、急性化脓性关节炎、病毒性心肌炎、亚急性细菌性心内膜炎等疾病相鉴别并做相应的检查。

【治疗原则】

1. 一般治疗：休息及控制活动量，急性期需卧床休息，卧床休息时间及活动量视病情而定。

2. 控制感染病灶，急性期用抗生素控制感染。

3. 抗风湿治疗：常用阿司匹林及肾上腺皮质激素，两者药物的选择、用量及疗程必须根据临床表现决定，用药中注意用药副作用及停药后"反跳现象"。

4. 并发症处理：如充血性心力衰竭。

5. 对舞蹈症的治疗。

第五节　幼年型类风湿关节炎

【病史采集】

1. 入院 24 h 内完成病历记录。

2. 发热的热型及与皮肤出疹的关系。

3. 关节的病变受累部位，出现时间，有无活动受限、僵硬及游走性。

4. 视力有无减退。

【检查】

1. 全身体检及重要的生命体征。

2. 关节局部表现，是否对称并累及四肢以外的其他关节，有无僵硬变形。

3. 皮疹特点，肝、脾、淋巴结是否肿大。

4. 实验室检查：血常规、ESR、抗链球菌溶血素 O 试验、CRP、黏蛋白、血清白蛋白、α_2 及 γ 球蛋白、抗核抗体、类风湿因子。

5. 关节的 X 线检查。

【诊断】

1. 主要根据临床症状，凡关节炎或全身症状持续 6 周以上，能排除其他疾患的应考虑该病，并根据不同的年龄，不同的临床特征分型。

2. 凡诊断不明确又怀疑该病时应与风湿热、全身性感染（败血症）、结核、急性白血病、组织细胞增生症等疾病相鉴别，并做相应的检查。

【治疗原则】

1. 一般治疗：宜早采取综合疗法，适当休息、营养，并采用理疗、热敷等预防局部强直或畸形，同时要尽量避免及控制感染。

2. 采用阿司匹林和肾上腺皮质激素，必要时加用环磷酰胺，三种药物的选择、剂量及疗程视病情而定，注意用药副作用及处理方法。

3. 合并虹膜睫状体炎，应请眼科医生协助诊断及治疗。

第六节　过敏性紫癜

【病史采集】

1. 入院 24 h 内完成病历记录。

2. 皮疹出现时间、顺序、部位、特点及可能诱因。

3. 胃肠道症状，腹痛部位、性质，大便性状，是否呕吐。

4. 关节受累，小便量及颜色，有无水肿。

【检查】

1. 全身体检及重要的生命体征。

2. 皮疹的部位、特点，腹部体征、局部关节特征。

3. 实验室检查：血常规、出凝血时间、尿常规、大便常规、便隐血试验、红细胞沉降率、类风湿因子、抗核抗体、血清补体、血清免疫球蛋白等。

4. 毛细血管脆性试验。

【诊断】

1. 根据典型的皮肤紫癜，尤其是伴有荨麻疹、神经血管性水肿及关节、胃肠道或肾损害表现时可确诊。

2. 凡诊断不明确又怀疑过敏性紫癜者，应与特发性血小板减少性紫癜、风湿性关节炎、外科急腹症、急性出血性坏死性小肠炎等疾病相鉴别，并做相应的检查。

【治疗原则】

1. 一般治疗：注意休息，避免与可疑过敏原接触，存在感染时要抗感染治疗，采用抗过敏及抗组胺药物，补充维生素 C、钙剂。

2. 肾上腺皮质激素及免疫抑制剂疗法，前者对控制严重胃肠道出血和腹痛疗效显著，后者对长期肾病变者适用。

3. 对症处理及中医治疗。

第七节 皮肤黏膜淋巴结综合征

【病史采集】

1. 入院 24 h 内完成病历记录。

2. 发热的时间、热型，抗生素治疗情况。

3. 手足皮肤改变，躯干皮疹特点，口唇、舌、结膜充血程度。

4. 与心脏受累有关的症状。

【检查】

1. 全身体检及重要的生命体征。

2. 手足皮肤病变的特点，有无脱皮，脱皮的部位，结膜、唇、舌充血表现。

3.淋巴结肿大的部位、大小、疼痛感。

4.心脏听诊：心律、心音、杂音情况。

5.实验室检查：血常规、红细胞沉降率、抗链球菌溶血素 O 试验、C 反应蛋白、血清蛋白电泳、血清免疫球蛋白电泳、血清补体。

6.心电图，心脏 B 超，胸部 X 线检查。

【诊断】

1.不明原因持续发热 5 日以上，双侧结膜充血，口咽充血，唇红、干裂，杨梅舌，手足皮肤特异性改变，淋巴结肿大，尤其是 B 超提示有冠状动脉瘤或扩张可确诊。

2.凡诊断不明确又怀疑该病者，应与出疹性传染病、病毒感染、急性淋巴结炎、类风湿性疾病、病毒性心肌炎、风湿性心肌炎等疾病相鉴别，并做相应检查。

【治疗原则】

1.急性期治疗：丙种球蛋白加阿司匹林治疗。

2.恢复期治疗：小剂量阿司匹林抗凝治疗，严格掌握减量及停药时间，对阿司匹林不耐受者用双嘧达莫（潘生丁）。

3.注意心脏并发症治疗，定期复查心脏情况，必要时做冠状动脉造影，并适当控制活动量。

4.对有血栓形成者，可用尿激酶或链激酶治疗；内科治疗无效，或个别严重的患儿，可采用外科手术治疗。

5.对心力衰竭、心律失常、心源性休克的患儿及时进行对症处理。

第四章

感染性疾病

第一节　麻疹

【病史采集】

1. 发病前与麻疹患者接触史。

2. 发热及上呼吸道卡他症状。

3. 皮疹出疹时间、顺序、蔓延速度及持续时间。

4. 与之鉴别的症状及皮疹特点。

【检查】

1. 全身检查及主要生命体征。

2. 专病检查：皮疹形态、分布部位、口腔颊黏膜处见麻疹黏膜斑。

3. 实验室检查：血常规，必要时做麻疹 IgM 抗体检查。

4. 胸部 X 线片。

5. 必要时做心电图检查。

【诊断】

1. 依据麻疹接触史，病前上呼吸道卡他症状，皮疹出现的时间、顺序、蔓延速度、持续时间等皮疹特点可做出诊断。

2. 本病需与风疹、幼儿急疹、猩红热、肠道病毒感染鉴别。

【治疗原则】

1. 护理及对症治疗。

2. 中医中药治疗。

3. 并发症治疗（肺炎、心肌炎、中耳炎、脑炎等的处理见相关章节）。

第二节 风疹

【病史采集】

1. 发病前与风疹患者接触史。

2. 流行病学史和临床表现，如前驱期短，上呼吸道炎症，低热，特殊斑丘疹，耳后、枕部淋巴结肿痛等。

【检查】

实验室检查：末梢血白细胞总数正常或偏低，细胞分类计数淋巴细胞偏少，其后增加。

【诊断】

1. 流行病学：病原体可由患儿的口、鼻及眼部分泌物直接传给易感者，也可通过呼吸道飞沫传播。传染源为显性感染的患儿，也可为隐性感染的带病毒者，多在冬春两季发病，在集体（托幼）中可发生流行，潜伏期 10～21 天。

2. 前驱症状：多为中度发热，也见高热者，持续 1～2 天，3 天以上少见，可伴感冒、呕吐、腹泻症状，较轻，部分黏膜症，表现结膜炎，软腭、咽部见玫瑰色或出血点，针头大小（此非特异性表现，但对本病早期诊断有参考价值）。

3. 皮疹特征：发热 1～2 天出皮疹，疹起迅速，24 h 遍及全身，一般手掌、足趾无疹，疹色浅红，稍隆起，似麻疹，分布均匀，3～5 天消退，部分疹退见紫黑色斑，细小脱屑，淋巴结肿大，常为耳后、颈部及枕后部位。

4. 并发症：少见，偶见中耳炎、支气管炎、肾炎、关节炎、血小板减少性紫癜、脑炎等。

【治疗原则】

1. 无特效治疗药物，对症处理（可参考麻疹）。

2. 预防

（1）自动免疫：风疹减毒活疫苗，皮下注射 1 次，95% 易感儿可产生抗体，6～8 周达高峰，维持达 7 年。

（2）被动免疫：儿童患风疹时临床症状很轻，预后良好，接触患儿的易感儿一般不需要进行被动免疫。

（3）隔离传染源：患儿一般不需要隔离，必要时隔离至风疹出现 5 天后为止，接触者一般不免疫。

第三节　幼儿急疹

【病史采集】

1. 热退疹出或疹出热退。

2. 在出疹前可有呼吸道或消化道症状，如咽炎、腹泻，同时颈部周围淋巴结普遍增大。

【检查】

实验室检查：末梢血白细胞总数减少，分类淋巴细胞增多。

【诊断】

1. 流行病史：本病主要见于周岁婴儿，四季发病，春秋多见，一生中感染二次以上者少见，潜伏期 8～14 天。

2. 临床表现

（1）发热：起病急，病起即见高热，达 39～41℃；持续 3～5 天，自然骤降。热度稍降时患儿精神如常，高热时精神差，可发生高热惊厥。

（2）皮疹：热退疹出或疹出热退是本病主要特点，皮疹不规则，小型玫瑰斑点或斑丘疹，可融合成片，压之褪色。先见于颈部躯干，很快遍及全身，1～2 天消退，不留色素斑，无脱屑。

（3）其他症状：可伴呼吸道、消化道症状，颈周淋巴结普遍增大，尤以耳后、枕后明显，有诊断价值。

【治疗原则】

无特效药物，对症处理。

第四节 水痘

【病史采集】

1. 家庭、幼儿园、学校中多人同患。

2. 皮肤水疱，口腔疼痛性溃疡，头痛、发热等全身症状。

【检查】

1. 末梢血象：白细胞数正常或偏低。

2. 血清学检查：水痘-带状疱疹病毒抗体阳性。

【诊断】

1. 流行病学史：2～3周前水痘或带状疱疹接触史。以婴幼儿和学龄儿童发病较多。

2. 临床表现：急性起病，常伴发热，皮疹向心分布，多见于躯干和头部，四肢较少，初期为斑丘疹，隔数小时至一日后绝大部分变为疱疹，几天结成痂盖，1～2周完全脱落。不同类丘疹、疱疹与痂盖同时存在，分批出现，演变较快，并有严重的瘙痒感。口腔黏膜及结膜也可见疱疹。少见继发感染、发生坏疽性变化，甚至转成败血症。如激素治疗过程中患水痘，皮疹有扩散坏死的危险。

3. 偶见并发症：如脑炎、多发性神经根炎、脊髓炎、视神经炎及周围神经炎。

【治疗原则】

1. 不伴并发症应在家庭治疗

（1）注意休息，防止水痘扩散，少洗澡。

（2）勿食鱼、虾等易引起过敏的食物，剪指甲防止抓伤痘疹而感染。

（3）药物治疗。西药：抗病毒药、复方锌布颗粒（臣功再欣）及退热药等。中药：以清热解毒为主，如双花、大青叶、双黄连等。

2. 伴并发症者应住院治疗

（1）抗病毒治疗。

（2）有针对性地选用抗生素控制继发细菌感染。

（3）病情危重者可用丙种球蛋白或高效价免疫球蛋白

治疗。

3. 水痘患者的复学及入托标准

（1）并发症治愈。

（2）全部水痘均成痂盖、脱落。

第五节　流行性感冒

【病史采集】

1. 年龄，是否有慢性病史，在流行季节是否接触过流感患者等，可以初步判断是否感染流感病毒。

2. 临床症状：出现畏寒、高热、头痛、头晕、全身酸痛乏力等中毒症状，通常还伴随有咽痛、干咳、流鼻涕、流泪等呼吸道症状，少数病例还可有食欲减退、腹痛、腹胀、腹泻等消化道症状。

【检查】

1. 血常规：白细胞总数正常或减少，中性粒细胞减少。

2. 病毒分离：发病 3 ～ 5 日咽含漱液或鼻咽拭子，接种鸡胚或组织培养中分离病毒。

3. 血清学检查：取患儿双血清，做血凝抑制试验或补体结合试验，抗体效价呈 4 倍以上升高。

【诊断】

1. 全身症状：起病急，伴有高热、寒战、头痛、背部及四肢肌肉疼痛、皮疹、乏力等。发热一般持续 3 ～ 4 天。

2. 呼吸道症状：鼻塞、流涕、打喷嚏、咽干、咽痛、干咳、结膜充血、流泪等。部分患儿肺部可闻及干啰音。

3. 消化道症状：常见腹痛、腹泻、腹胀、呕吐等症状。

4. 并发症：常见者为肺炎，病原可为流感本身，或继发细菌感染。也可并发浆液性或化脓性胸膜炎。部分患儿可并发中毒性脑病。还可见心肌炎、脑炎等。

【治疗原则】

1. 一般和对症治疗：卧床休息，多饮水，加强护理，预防并发症。高热用物理或药物降温。剧咳者给予镇咳剂或祛痰剂。有继发细菌感染时，选用相应的抗生素治疗。

2.病因治疗：早期（48 h）应用磷酸奥司他韦对甲型流感有一定预防和治疗作用。也可用利巴韦林（病毒唑）溶液滴鼻或片剂口含，每 2 h 一次，退热后减至 6 h 一次。

第六节　流行性腮腺炎

【病史采集】

1.冬春季节，当地有本病流行；或患者于病前 2 ～ 3 周内有与流行性腮腺炎患者接触史。

2.临床特点：发热，一侧或双侧腮腺非化脓性肿痛。

【检查】

1.血常规：白细胞总数多正常或偏低，分类淋巴细胞占多数。

2.急性期血清及尿中的淀粉酶含量升高。

3.血清中腮腺炎病毒特异性抗体 IgM（＋），可做病原学诊断依据。

4.早期病例：唾液、血、尿、脑脊液，可做病毒分离。

【诊断】

1.临床表现：起病急，常有发热，双耳下部以耳垂为中心部位的肿痛，张口或咀嚼运动时疼痛加重，颌下腺肿痛可伴周围软组织肿胀，由于淋巴回流受阻，上胸部软组织也可见肿胀。腮腺、颌下腺肿常为双侧性，偶可见单侧肿胀，但应注意除外细菌性腮腺炎，舌下腺也可肿大。精神差、头痛、呕吐等。患儿有明显的腮腺肿大及接触史即可做出临床诊断。

2.并发症诊断依据

（1）脑炎：在腮腺肿前 6 ～ 9 天、肿后 2 周或腮腺肿胀期均可合并发生，表现为发热、剧烈头痛、频繁呕吐、精神萎靡、嗜睡、烦躁甚至惊厥、昏迷。体征：面色苍白、肌力增高、腱反射亢进、血压增高、相对缓脉，甚至出现病理反射和脑膜刺激征。脑脊液的改变为细胞数增多，分类淋巴细胞占多数。蛋白轻度增加，糖及氯化物正常。

（2）睾丸炎、附睾炎、卵巢炎：多见于青春发育期，腮腺肿胀同时睾丸一侧或双侧红肿疼痛，卵巢炎患者表现腰部酸痛，下腹部轻度压痛，月经失调等。

（3）胰腺炎：常见于年长儿，表现为上腹剧痛，常向左呈带状分布。恶心、呕吐、腹胀、体温骤然升高。查体剑突下及左腹呈腰带状压痛。化验血及尿中淀粉酶急剧增高。同时测定血清脂肪酶值升高，尤有助于腮腺炎的诊断。

（4）肾炎：在腮腺肿胀期或前后，出现水肿、血尿、蛋白尿、血压增高等。

（5）心肌炎：发生于腮腺肿胀的同时，或恢复期，表现为面色苍白，心率缓慢或心动过速，心律不齐及心音低钝等。心电图可见 ST-T 改变及房室传导阻滞等。

（6）感音性耳聋：为第 8 对脑神经的损伤，表现不同程度的听力减退，严重者多不可逆转，宜早期电测听力功能，以便及时发现和处理。

【治疗原则】

1. 急性期应卧床休息，半流质饮食，少食酸性、刺激性及硬的食物。注意口腔清洁。

2. 抗病毒药效果不肯定，干扰素可降热及缩短热程，但对腮肿无效。

3. 中药治疗：清热解毒，散结消肿。可使用金银花、连翘、板蓝根、黄芩、赤芍、丹皮等。可外敷如意金黄散。

4. 并发症治疗

（1）脑炎：同病毒性脑炎治疗。

（2）睾丸炎：丁字带固定，重者局部以青黛 3 g、雄黄 6 g、明矾 3 g、冰片 1.5 g 研末油调后外敷，严重者可用激素，泼尼松 0.5 ～ 1 mg/（kg·d）口服，或氢化可的松 8 ～ 10 mg/（kg·d），分次静脉滴注。

（3）胰腺炎：禁食，胃肠减压，补液。疑有继发感染时可加抗生素。

（4）肾炎：同急性肾小球肾炎处理。

第七节 传染性单核细胞增多症

【病史采集】

1. 上呼吸道前驱表现、咽痛。

2. 多系统受累症状（神经、呼吸、消化、泌尿、循环及血液等系统相应症状）。

3. 发热，热度及持续时间。

【检查】

1. 体格检查：浅表淋巴结肿大、皮疹形态、肝脾大。

2. 实验室检查

（1）血常规：淋巴细胞与单核细胞总数，异型淋巴细胞所占比例。

（2）血清嗜异性凝集试验。

（3）肝功能。

（4）EB 病毒抗体和 EB 病毒 DNA（EBV-DNA）检测。

【诊断】

1. 依据持续发热、多系统受累症状、外周血白细胞增多、单核细胞增多、可见异型淋巴细胞、血清嗜异性凝集试验阳性可做出诊断。

2. 本病需与传染性淋巴细胞增多症、急性白血病鉴别。

【治疗原则】

1. 护理及对症治疗。

2. 抗病毒治疗，如阿昔洛韦、更昔洛韦等。

3. 重症可使用肾上腺皮质激素、γ 干扰素及人免疫球蛋白。

第八节 细菌性痢疾

【病史采集】

1. 进食不洁食物及饮料史。

2. 发热、腹痛、腹泻、里急后重、排脓血样便。

3. 突发高热、惊厥、精神萎靡或昏迷等中毒性痢疾表现。

4. 与之鉴别的其他腹泻。

【检查】

1. 全身检查：可疑中毒型痢疾时应在 15 min 内完成体格检查。

2. 实验室检查

（1）血常规。

（2）可疑中毒型痢疾时应做血清电解质、二氧化碳结合力等检查。

（3）大便常规、培养及药敏试验。

（4）如有条件可做免疫荧光菌球法、葡萄球菌协同凝集试验以快速诊断。

3. 必要时做乙状结肠镜检。

【诊断】

1. 依据进食不洁食物史，腹痛、腹泻、里急后重、排脓血便等症状可做出临床诊断，确诊需依靠大便培养痢疾志贺菌阳性。

2. 本病需与致病性大肠埃希菌肠炎、沙门菌肠炎、霍乱与副霍乱、病毒性腹泻、阿米巴痢疾等鉴别。

【治疗原则】

1. 一般治疗和对症治疗。

2. 抗菌药物治疗。

3. 中药治疗。

4. 中毒型痢疾治疗：包括抗休克扩容、纠正酸中毒及电解质失衡、防治肺水肿等措施。

第九节　伤寒

【病史采集】

1. 近期接触伤寒患者或饮食过伤寒沙门菌污染的生水或食物史。

2. 有持续发热、食欲不振、腹泻或血便。

【检查】

1. 重要生命体征：体温、脉搏、血压、呼吸、神志。

2.体征：表情呆滞、相对缓脉、玫瑰疹、"伤寒舌"、肝脾大。

3.实验室检查

（1）血常规、尿常规、大便常规，肝肾功能，二氧化碳结合力。

（2）血培养、大便培养及药敏试验，肥达试验。

（3）必要时行骨髓穿刺培养。

4.心电图、腹部 B 超、腹部 X 线检查（可疑肠穿孔时）。

【诊断】

1.病史：伤寒患者接触史及不洁饮食史。

2.症状：持续发热、食欲不振、腹泻、腹胀。

3.体征：相对缓脉、玫瑰疹、"伤寒舌"、肝脾大。

4.血培养、大便培养及肥达试验有伤寒沙门菌感染的证据。

【鉴别诊断】

本病需与疟疾、粟粒性肺结核、革兰氏阴性杆菌败血症、病毒感染、传染性单核细胞增多症、败血症及恶性组织细胞病相鉴别。

【治疗原则】

1.一般治疗：按肠道传染病隔离，卧床休息，无渣流质或半流质饮食。

2.对症治疗。

3.病原治疗：根据临床或药敏试验选用抗生素，如氨苄西林、阿莫西林等。

4.并发症的治疗：可疑肠穿孔应及早请外科会诊。

第十节　败血症

【病史采集】

1.高热及全身不适，如头痛、纳差、苍白，婴幼儿可有惊厥、呕吐、腹泻。

2.皮肤黏膜伤口感染史；皮肤疖疮、疖疮、脓肿史；

胃肠道症状及尿路感染史。

【检查】

1. 全身检查，重要的生命体征。

2. 专科检查：皮肤感染病灶、出血点；有无肝脾大。

3. 实验室检查

（1）血常规、出凝血时间、血型。

（2）尿常规、大便常规。

（3）血培养、药敏试验。

（4）局部病灶分泌物的培养及涂片。

（5）C反应蛋白及其他有关检查。

【诊断】

1. 根据病史、症状及体征，结合血常规可初步做出诊断。

2. 确诊需与病毒性上呼吸道感染、伤寒、中毒型痢疾及粟粒性肺结核相鉴别。

【治疗原则】

1. 一般及对症治疗：休息，注意营养及维生素补充，保持水、电解质及酸碱平衡。

2. 严重者输血、血浆、白蛋白、丙种球蛋白。

3. 抗菌药物治疗：最好根据药敏结果选择抗生素。

4. 中毒症状严重者需加用激素治疗。

5. 脓性病灶切开排脓。

6. 免疫疗法。

第十一节 小儿结核病

【病史采集】

1. 询问小儿结核中毒症状：低热、消瘦、盗汗、纳呆、乏力、轻咳等。

2. 急起发热、面色苍白、烦躁不安、盗汗、咳嗽、气促等表现，注意急性粟粒性结核的可能。

3. 出现不规则低热、淡漠、精神萎靡、少言等性格改变，伴有头痛、呕吐、便秘等注意结核性脑膜炎的可能。

4. 上述小儿结核中毒症状加纳呆、腹痛、腹泻与便秘交替等消化道症状，要注意腹腔结核的可能。

5. 询问结核病接触史、卡介苗接种及复查情况。

【检查】

1. 全身检查。

2. 专科检查：浅表淋巴结、脑膜刺激征、肺部物理征、肝脾触诊、腹腔触诊等。

3. 实验室检查

（1）结核菌素或 PPD 试验。

（2）红细胞沉降率。

（3）寻找病原菌（痰、脑脊液、胸腔积液、腹水），必要时抽胃液浓缩找结核菌，结核菌培养。

（4）必要时脑脊液、胸腔积液、腹水检查、涂片或培养找抗酸杆菌。

4. 影像学检查

（1）X 线检查。

（2）CT 检查（支气管结核、肺门淋巴结核）。

【诊断】

1. 详细询问病史：包括卡介苗接种史、结核接触史、有无结核中毒症状等。

2. 临床表现：各种不同类型的结核均有某些共同及特殊的临床表现。

3. 辅助检查协助进一步诊断。

【鉴别诊断】

1. 原发性肺结核：轻症应与上呼吸道感染、流行性感冒鉴别；重症病例与伤寒、恶性组织细胞增生症、结缔组织病鉴别。

2. 急性粟粒性结核：应与肺炎、败血症、伤寒、风湿热或组织细胞增生症鉴别。

3. 结核性脑膜炎：病初需与化脓性脑膜炎、病毒性脑膜炎或隐球菌脑膜炎鉴别。

【治疗原则】

发现结核感染应转到患者所在结防机构进行诊治。

1. 一般治疗。

2. 对症及辅助治疗。

3. 抗结核药物治疗，不同类型用不同方案并坚持规则用药。

4. 免疫疗法。

第五章

消化系统疾病

第一节　消化性溃疡

【病史采集】

1. 入院 24 h 内完成病历记录。

2. 有关消化性溃疡的症状包括厌食、消瘦、恶心、呕吐、上腹部不适、反酸、反复上腹部疼痛、呕血及便血史。

3. 有关上消化道疾病包括溃疡的家族史。

4. 既往检查、治疗经过及疗效情况。

【检查】

1. 体格检查，重点检查腹部情况。

2. 上消化道钡餐检查。

3. 有条件可做上消化道纤维内镜检查。

4. 有条件可进行抗幽门螺杆菌（Helicobacter pylori，HP）IgG 检测，快速尿素酶试验，13-C 尿素呼气试验等。

【诊断】

1. 具有上消化道疾病的症状、钡餐及纤维内镜检查的阳性结果，即可诊断。

2. 注意与应激性溃疡、胃泌素瘤所致 Zollinger-Ellison 综合征相鉴别。

【治疗原则】

1. 饮食治疗。

2. 并发症治疗，如治疗溃疡出血等。

3. 抗酸治疗，包括应用 H_2 受体阻滞剂及质子泵抑制剂。

4. 保护胃黏膜，如应用胶体果胶铋。

5. 根除 HP 治疗。

6. 病情复杂、医疗条件欠佳者，需请专科医师或转至上级医院医治。

【疗效标准】

1. 治愈：临床症状消失，钡餐或纤维内镜检查溃疡愈合。

2. 好转：临床症状明显好转，钡餐或纤维内镜检查溃疡缩小。

3. 未愈：未达到上述标准者。

【出院标准】

病情好转、并发症控制后可出院门诊治疗。

第二节　急慢性胃炎

【病史采集】

1. 急性胃炎：多为继发性，可由严重疾病所致应激反应引起；或因误服毒性物质和腐蚀剂，摄入由细菌及其毒素污染的食物，服用对胃黏膜有害的药物等引起的胃黏膜急性炎症。

2. 慢性胃炎：是有害因子长期反复作用于胃黏膜引起的炎症性病变。以幽门螺杆菌感染、胆汁反流为常见病因，也与不良饮食习惯、某些药物、精神因素等有关。小儿大部分为慢性胃炎。

【检查】

1. 急性胃炎：多发病急骤，表现为食欲不振、上腹痛、恶心、呕吐，严重者可伴有消化道出血、脱水及酸中毒。感染引起者常伴发热等全身中毒症状。

2. 慢性胃炎：常表现为反复发作、无规律的腹痛，可出现于进食过程中或餐后，以上腹痛及脐周痛为主，常伴有厌食、恶心、呕吐、腹胀和嗳气，胃黏膜糜烂者伴有呕血、黑便。病程较长的可有贫血、消瘦等表现。

【诊断】

1. 胃镜检查：是诊断胃炎最可靠的一种手段。可直接观察胃黏膜病变，如有无充血、水肿、糜烂、出血及小结节形成，黏膜表面有无黏液斑或反流的胆汁附着；并可于病变部位取组织进行病理学检查。

2. 消化道钡餐造影：胃炎病变多在黏膜表层，钡餐造影难有阳性发现。

3. 幽门螺杆菌检测：可协助诊断幽门螺杆菌引起的慢性胃炎。

【治疗原则】

1. 一般治疗：应注意休息及饮食调节，忌食生冷、刺激性等食物。

2. 药物治疗：针对不同病因给予相应治疗，可使用抗酸剂、抑酸剂、黏膜保护剂、胃肠动力药，腹痛严重者可予解痉药，有感染者适当应用抗生素等。

第三节　胃肠道出血

【病史采集】

1. 上消化道出血：对上消化道出血的患儿，应询问有无剧烈呕吐或应用可引起溃疡的药物（如水杨酸盐、非甾体抗炎药、激素），既往有无出血史、肝病史，有无溃疡或胃肠道出血家族史。注意有无疼痛，如有，询问其部位、时间和诱发其加重或减轻的因素。

2. 下消化道出血：问明是大便表面带血、大便中混有血液、真性黑便，还是便血；如大便时排出血凝块，询问是否有腹泻或便秘、大便是否粗大坚硬、有无排便困难或疼痛。询问有无感染性疾病接触史、出国旅行史及抗生素使用情况。

【检查】

1. 假性胃肠道出血：可由咽下来自鼻咽部的血液（如鼻衄时）引起。新生儿吞咽下来自母亲的血液也是假性胃肠道出血的原因，可取患儿大便检测，以与新生儿胃肠道出血鉴别。进食红色食物（如甜菜根、红凝胶），或某些药物（如对乙酰氨基酚）后的呕吐物可类似呕血；进食铁剂、铋剂、黑莓或菠菜后排出的大便可类似黑便。

2. 真性上消化道出血：出血发生于屈氏韧带近端。常见病因包括食管炎、胃部腐蚀性病变、消化性溃疡、Mallory-Weiss 综合征或食管静脉曲张。

3. 真性下消化道出血：出血发生于屈氏韧带远端。轻微出血表现为大便带血丝或排便后出几滴血，多由肛裂或息肉引起。炎症性疾病如炎症性肠病、感染性结肠炎表现为腹泻，大便中混有血液。严重出血（便血或大便中有血凝块）的病因包括炎症性肠病、麦克尔憩室、溶血性尿毒综合征、过敏性紫癜和感染性结肠炎。痔罕见于 16 岁以下，且无门脉高压或既往肛门直肠手术史者。

【诊断】

1. 先应立即确定有无低血容量。

2. 检查鼻咽部有无出血。注意有无慢性疾病，如炎症性肠病表现，有无杵状指（趾）、面色苍白和营养不良的体征。紫癜和瘀斑提示为溶血性尿毒综合征、过敏性紫癜、急性凝血功能障碍或败血症。皮肤或黏膜毛细血管扩张或血管瘤的患儿，可能有胃肠道受累引起出血，但很少见。

3. 检查腹部，注意有无腹膜刺激征、肿块和肝脾大。上腹部压痛提示胃酸引起的消化性疾病；右下腹压痛可由炎症性肠病或感染性小肠结肠炎引起；右下腹肿块则提示为克罗恩病或肠套叠；脾大伴腹壁静脉怒张，不论有无慢性肝病表现，均可能为门脉高压所致。

4. 肛裂在分开臀部、外翻肛门时最易于观察，多位于6 点或 12 点位置，可有伴随的皮肤改变。

5. 每名患儿都应做直肠指检，以确定大便性质、有无腹泻或便血。即使手套上的大便为红色，也要在床旁行便潜血试验，如为强阳性，则证实为血液。在长期便秘和肛裂的患儿，要注意有无硬结的大便和直肠扩张。

【治疗原则】

1. 不稳定患儿的处理

（1）对严重出血或存在低血容量的患儿，要保持气道通畅、维持呼吸和循环功能；取血查全血细胞计数、血小板计数、交叉配血、凝血酶原时间（PT）、部分凝血活酶时间（PTT）、肝功能检查，并测定电解质、尿素氮和肌酐。一次血红蛋白或红细胞压积正常不能除外严重出血。治疗可给生理盐水或乳酸盐林格液每次 10 ml/kg，静脉输入，至患儿情况稳定。如持续出血应输全血。

（2）经鼻或经口插入胃管。以室温生理盐水 5 ml/kg 洗胃，至少 3 次。勿使用冰盐水。洗出液为潜血阳性的新鲜血或咖啡色物，说明为上消化道出血，即应开始 H_2 受体阻滞剂（西咪替丁或雷尼替丁）和抗酸剂治疗。洗出液中持续有血，说明有活动性出血，须积极给予静脉补液。

（3）当确诊或疑为上消化道出血时，给予雷尼替丁或西咪替丁治疗。

（4）有肝病证据时，予维生素 K_1 5 ～ 10 mg，静脉或皮下注射；并给予新鲜冰冻血浆 5 ml/kg，15 ～ 30 min 内静脉输入。

（5）严重或持续上消化道出血的患儿，可予垂体后叶加压素治疗。

2. 稳定患儿的处理

（1）出血或低血容量表现的患儿，应根据其年龄和可能的诊断给予适当治疗。在床旁用潜血检查卡（如 Gastroccult 或 Hemoccult）监测呕吐物或胃管引流物及大便中有无血液。潜血可疑阳性无明确的意义。

（2）查全血细胞计数以确定出血的严重程度。对仅有轻微出血或非急性消化道出血的患儿，常无必要洗胃。

（3）结合系统、全面的病史和体格检查，并根据年龄对病因进行分析，常可得出诊断；但准确的诊断常需行上消化道或下消化道纤维内镜检查。麦克尔憩室可通过麦克尔扫描进行诊断。罕有需血管造影、锝标记红细胞研究及手术探查明确诊断者。钡餐造影对活动性出血无或仅有极低诊断意义。

第四节 胃食管反流病

【病史采集】

1. 何种诱因导致抗反流机制减弱。

2. 食管抗反流屏障功能下降；食管排空能力下降、唾液分泌减少；食管黏膜组织抵抗力降低。

3. 胃扩张、排空延迟的表现。

4. 反流症状，如反酸、反食、嗳气等。

5. 自主神经功能异常、心理因素等。

【检查】

1. 症状

（1）反流症状：反酸、反食、嗳气，小婴儿可表现为呕吐、溢奶。

（2）食管刺激症状：烧心、胸痛、吞咽疼痛、发噎感。

（3）食管外症状：肺炎、哮喘、窒息、咽喉炎、口腔溃疡、生长发育不良等。

（4）并发症：食管狭窄、出血、穿孔。

2. 体征：无特殊体征，反流性食管炎可引起少量渗血，出现不同程度的缺铁性贫血，食管狭窄后影响进食，可出现体重下降。

3. 辅助检查

（1）上消化道钡餐检查：可显示下段食管黏膜皱襞增粗、不光滑，食管蠕动可减弱，有胃内容物反入食管（5 min 内 ≥ 3 次），有时可见食管裂孔疝，有时可见狭窄。

（2）食管 pH 监测：目前认为是胃食管反流病（GERD）诊断的金指标。

（3）胃食管反流的核素检查：用同位素标记液体，显示在半卧位及腹部加压时有无过多的核素胃食管反流。

（4）动力检查：食管测压确定是否有食管括约肌张力（LESP）低下或频发的食管下括约肌（LES）松弛。

（5）内镜检查：可明确是否有反流性食管炎（RE）、巴雷特食管，并对 RE 进行分级。

（6）食管黏膜组织活检。

【诊断】

1. 具有 GERD 的临床表现。

2. 24 h 食管 pH 和（或）胆红素监测阳性。

3. 胃镜下食管黏膜无损伤诊断为非糜烂性胃食管反流病（NERD），有损伤诊断为 RE。

【治疗原则】

1. 对症治疗

（1）饮食：少量多餐，适量增加稠厚食物，不宜过饱，忌咖啡、巧克力、酸食、高脂食物。

（2）体位：避免餐后平卧，仰卧位反流可抬高床头 15°，立位反流应避免牵拉、上举或弯腰。

（3）其他：肥胖者减肥，避免降低 LESP 的药物。

2. 药物治疗

（1）促动力药：多潘立酮（吗叮啉）每次 0.2 ～ 0.3 mg/kg，餐前 15 min 口服，3 次 / 日。增加 LES 的压力，促进食管收缩，如氯贝胆碱。

（2）抗酸药和抑酸药：疗程 8 ～ 12 周，推荐降阶梯治疗，先用质子泵抑制剂，后用 H_2 受体阻滞剂。奥美拉唑每日 1 mg/kg，服用 4 周，据病情减至半量，维持 8 ～ 12 周。西咪替丁每日 10 ～ 30 mg/kg，最多每日 800 mg。

（3）黏膜保护剂：硫糖铝、枸橼酸铋钾。

3. 手术治疗：食管炎伴严重的食管裂孔疝，伴有严重的食管外并发症，严重并发症如溃疡不愈合、反复出血、穿孔、食管瘢痕性狭窄，疑有恶变倾向的巴雷特食管需行手术治疗。

第五节　小儿腹泻病

【病史采集】

1. 入院 24 h 内完成病历记录。

2. 大便性状、次数及病程。

3. 有无脱水、电解质和酸碱平衡紊乱表现。

4. 有无中毒症状。

5. 有无明显病因及诱因。

【检查】

1. 体格检查，注意生命体征及脱水情况。

2. 血常规、大便常规，电解质及肾功能检查。

3. 病毒学检查，大便细菌培养。

【诊断】

1. 根据大便性状、次数即可诊断，病因未明确之前，统称腹泻病。

2. 尽可能找出腹泻的病因以鉴别诊断。

【治疗原则】

1. 合理饮食。

2. 控制感染。

3. 消化道黏膜保护剂，微生态疗法。

4. 纠正水、电解质及酸碱平衡紊乱。

5. 脱水程度、中毒症状严重又缺乏相应检查及治疗手段者需送上级医院治疗。

【疗效标准】

1. 治愈：大便次数、性状恢复正常，脱水纠正。

2. 好转：大便次数减少，性状明显好转，脱水基本纠正。

3. 未愈：未达到上述标准者。

【出院标准】

凡达到临床治愈或好转、病情稳定者可出院。

第六节 急性坏死性肠炎

【病史采集】

1. 入院 24 h 内完成病历记录。

2. 胃肠道症状：腹痛、腹泻、腹胀、呕吐、便血、大便奇臭等。

3. 有无全身中毒症状，如发热、烦躁、萎靡、嗜睡等。

4. 有无中毒性休克、DIC、肠穿孔等并发症表现。

【检查】

1. 体格检查，注意生命体征及腹部情况检查。

2. 血常规、大便常规＋潜血、大便培养、电解质检查，注意并发症相关检查。

3. 腹部 X 线检查。

【诊断】

1. 具有典型症状、体征及实验室证据即可诊断。

2. 注意与感染性腹泻、功能性肠麻痹、急性肠套叠、绞窄性机械性肠梗阻相鉴别。

【治疗原则】

1. 禁食。

2. 纠正水、电解质紊乱，营养支持疗法。

3. 控制感染。

4. 积极防治休克及 DIC 等并发症。

5. 病情严重，可能出现并发症时应及时转上级医院治疗。

【疗效标准】

1. 治愈：临床症状及体征消失，患者恢复健康。

2. 好转：临床症状及体征明显好转，疾病处于恢复之中。

3. 未愈：未达到上述标准者。

【出院标准】

凡达到临床治愈或好转、病情稳定者可出院。

第七节 急性胰腺炎

【病史采集】

1. 诱因有胆道疾病,其次为暴饮暴食。

2. 感染、药物、饮食（高脂肪、高蛋白质）、手术、外伤及某些代谢疾病（高脂血症、高钙血症、甲状旁腺功能亢进症）、血管病变均可引起胰腺分泌过剩、十二指肠乳头水肿、奥迪括约肌痉挛或胰管梗阻使胰液排泄障碍、胰腺腺泡破裂、胰液外渗可致胰腺炎。

【检查】

1. 症状：轻型（急性水肿型）可仅表现为腹痛、恶心、呕吐、发热；重型（出血坏死型）可有全身多脏器受累，危及生命。

（1）腹痛：多突然发病，常在饱餐后发生，腹痛轻重不一，多位于中上腹，可向腰背部或右肩部放射，疼痛为持续性痛，阵发性加重，进餐后加重，前倾坐位或屈膝侧卧位可减轻。

（2）恶心、呕吐，呕吐后腹痛不减轻。

（3）发热：一般为 38.5℃左右。

（4）消化道出血：轻症仅见呕吐物或胃肠减压液呈咖啡色或便潜血阳性，重症可呕吐鲜血或便血。

（5）其他：根据受累脏器不同表现不同，如肺部：呼吸急促、甲床发绀；心脏：窦性心动过速、心律失常、心肌损害；肾：少尿；中枢：烦躁、惊厥；肝：黄疸。

2. 体征

（1）上腹部压痛、肌紧张、反跳痛、腹胀、肠鸣音减弱，移动性浊音。

（2）皮肤结节和瘀斑，重症患者可出现格雷-特纳征或卡伦征。

（3）其他脏器（肺、心、肾、脑、肝、皮肤等）受累后相应体征。

（4）病程 2～4 周胰腺形成囊肿或脓肿时上腹部可扪

及包块。

【诊断】

1. 血常规：白细胞增高，一般（$1 \sim 2$）$\times 10^4/mm^3$，有核左移。

2. 淀粉酶：发病后 $6 \sim 12$ h 血淀粉酶升高，48 h 下降，$3 \sim 5$ 天降至正常，Somogyi 法 > 500 U 可确诊，发病后 $12 \sim 24$ h 尿淀粉酶开始升高，下降慢，可持续 $1 \sim 2$ 周。

3. 血脂肪酶：特异性强、敏感性高，发病后 24 h 开始升高，持续 $5 \sim 10$ 天降至正常。

4. 弹力蛋白酶：其升高幅度与病情变化一致，可持续 2 周左右。

5. 血脂：$5\% \sim 10\%$ 患者血脂可增高。

6. 血糖：早期可暂时性增高，持久的空腹血糖增高反映胰腺坏死严重。

7. 肝功能：轻度可有一过性转氨酶增高、黄疸，重症呈肝细胞性黄疸，白蛋白降低提示预后不佳。

8. 血钙：低血钙与病情严重程度呈正相关，血钙 < 1.75 mmol/L 提示病情严重。

9. 影像学检查

（1）腹部 X 线检查：可见邻近胰腺肠管扩张（哨兵襻），横结肠痉挛，邻近结肠胀气（结肠切断征），腹脂线消失，并可确定有无消化道穿孔、肠梗阻。

（2）胸部 X 线检查：可见一侧或双侧横膈抬高或胸腔积液，重症可有呼吸窘迫综合征（RDS）。

（3）B 超和 CT：均可显示胰腺弥漫性增大，轮廓与周围边界不清，坏死区呈低回声或低密度影。B 超易受周围胀气肠管影响，胰腺显示不清，但对于胆管结石诊断有帮助。

（4）MRI：对急性胰腺炎诊断而言并不比 CT 优越。

（5）经内镜逆行胆胰管成像（ERCP）：当各种检查仍未发现引起胰腺炎的病因时，行 ERCP 检查非常有帮助。

【治疗原则】

轻型（急性水肿型）一般采用禁食、胃肠减压、补液、消炎、对症止痛等治疗，多不需胰酶抑制剂；重型（出血坏死型）采用综合治疗。

（一）内科治疗

1. 监护：病情稳定后 2～3 日查血常规、血淀粉酶、尿淀粉酶、电解质、血气，定期查 B 超或 CT。

2. 抑制或减少胰酶的分泌。

（1）禁食、胃肠减压。

（2）抗胆碱能药：阿托品 0.5 mg/kg，6～8 h 可重复使用。

（3）H_2 受体阻滞剂、质子泵抑制剂。

3. 广谱抗生素以控制胰腺感染：第三代头孢菌素为首选，大年龄儿童可选用氧氟沙星。

4. 抗休克及纠正脱水、电解质紊乱。

5. 激素：重症患者使用：地塞米松每日 0.3～0.5 mg/kg，最大剂量每日 10 mg。

6. 胰酶抑制剂：生长抑素（施他宁）250 μg 加生理盐水 10 ml 在 3～5 min 缓慢静脉推注，后 250 μg/h 持续静脉滴注 5～7 天或直至病情稳定。

（二）手术治疗

胰腺炎继发感染或形成脓肿，并引起全身中毒症状应手术治疗，此外对于消化道梗阻、腹腔出血、消化道瘘、较大的胰腺假性囊肿等并发症也需手术治疗。

（三）并发症及处理

1. 心血管系统：对症治疗，少量心包积液可不处理，如影响到心脏功能则需 B 超下引导穿刺。

2. 呼吸系统

（1）胸腔积液：2 周内积液量不多，可不处理，如积液量多或有临床症状应穿刺或手术引流。

（2）肺不张：轻度肺不张可随胰腺炎好转而恢复，严重者需呼吸机支持。

（3）RDS：需呼吸机支持。

3.肾：早期肾小管病变为可逆性，病重发生肾衰竭时要补充血容量，适当应用利尿剂、血管扩张剂，必要时腹膜透析，血液透析。

4.胰性脑病：首先治疗胰腺炎，此外可应用神经营养及保护药。

第八节　慢性胰腺炎

【病史采集】

1.胆道系统疾病，如急、慢性胆囊炎，胆石症，胆道蛔虫，奥迪括约肌功能紊乱等最为多见。

2.有遗传因素、免疫因素、胰腺外伤及代谢性疾病，还有一部分分类不明，属特发性胰腺炎。

【检查】

1.症状

（1）腹痛：腹痛为最常见的症状，见于60%～100%的患者，疼痛多因饱食、高脂肪饮食或劳累诱发，多为锐痛或钝痛，腹痛局限于上腹，可向背部、左或右季肋部放射，前倾坐位或屈膝侧卧位可减轻。疼痛常迅速加剧并持续较长时间，随病情进展疼痛期渐延长，间歇期缩短，最终可全天腹痛。部分患者随胰腺外分泌功能丧失，疼痛可减轻或消失。

（2）胰腺外分泌功能不全表现：吸收不良、发育障碍。食欲减低、餐后上腹饱胀、不耐受油腻食物，甚至出现脂肪泻，长期腹泻可出现夜盲、出血倾向。

（3）胰腺内分泌功能不全表现：糖尿病表现如多饮、多食、消瘦。

2.体征：主要是上腹部压痛，多数压痛轻微，与临床疼痛程度不符，当并发假性囊肿时腹部可触及包块。

【诊断】

（一）实验室检查

1. 胰腺外分泌功能检测

（1）Lunch 试验：用标准的 Lunch 试餐刺激胰液分泌，以特制的十二指肠管收集十二指肠液，以测定胰蛋白酶的浓度，慢性胰腺炎时应 < 6 U/L。

（2）BT-PABA 试验：口服 BT-PABA 后收集 6 h 的尿液测定 BT-PABA 浓度。

（3）促胰液素试验：用一定量的外源性促胰液素刺激胰腺，收集规定时间内的胰液，测定其分泌总量、碳酸氢盐和胰酶浓度，直接了解胰腺外分泌功能。

2. 吸收功能测定

（1）大便脂肪测定：定量脂肪餐后收集大便测便脂肪含量。

（2）维生素 B_{12} 吸收试验。

3. 胰腺内分泌功能检测：测血清胆囊收缩素（CCK）、血浆胰岛素、胰多肽水平。

4. 血、尿淀粉酶：在急性发作期可增高。

（二）影像学检查

1. 腹部 X 线片：不敏感，在病灶较小时难以发现，但对胰腺钙化、假性囊肿形成的诊断有一定意义，可显示沿胰腺分布的钙化斑点、结石或局限性肠管扩张，在钡餐造影时可见十二指肠圈扩大、受压、变形。

2. 腹部 B 超：是用于慢性胰腺炎诊断的重要手段，可显示胰腺形态、结构、与周围组织关系，以及相邻器官病变。慢性胰腺炎 B 超表现为胰腺增大，边界不清，胰管扩张，粗细不均，胰腺钙化或胰管结石，胰腺假性囊肿，有时可见脾静脉狭窄、血流不畅。

3. 腹部 CT：比 B 超和 X 线片能更好地发现胰腺问题，如细小的钙化和结石，并能明确区别胰腺囊肿和胰腺蜂窝织炎。

4. 腹部 MRI：胰腺显示较为清晰，无 X 线的影响，有条件时可选用。

5. 经内镜逆行胆胰管成像（ERCP）：是慢性胰腺炎最有价值的诊断手段，在诊断的同时可进行括约肌切开或梗阻部位放置支架等治疗。

【治疗原则】

1. 腹痛：疼痛发作期治疗方法近似于急性胰腺炎的处理，间歇期对症处理。注意去除病因，如禁酒、解除梗阻、降血脂等，轻度腹痛可口服镇痛药，如阿司匹林等非甾体抗炎药。

2. 吸收不良：饮食控制，适当限制脂肪的摄入，但同时应供给足够的热量和蛋白质，补充胰酶，胰酶在一定的酸碱环境中才能发挥作用，故应使用肠溶胰酶制剂，并应用抑酸药。

3. 假性囊肿：一般不需要特殊处理，若囊肿较大，6 周以上无缩小趋势，应引流。

4. 糖尿病：口服降糖药，如控制不满意，再用胰岛素。

5. 其他：治疗局部并发症如黄疸、脾静脉栓塞、假性囊肿；全身并发症如营养不良、糖尿病。

第九节　溃疡性结肠炎

【病史采集】

1. 慢性非特异性肠道炎症性疾病。

2. 具有慢性过程、反复发作的特点。

【检查】

1. 症状

（1）持续或反复发作的腹泻、黏液脓血便伴腹痛、里急后重和不同程度的全身症状。

（2）可有关节、皮肤、眼、口及肝胆等肠外症状。

2. 体征：消瘦、贫血、腹胀和腹部包块。

【诊断】

1. 实验室检查

（1）血常规检查常见白细胞（WBC）增多、血红蛋白（Hb）降低，可见血小板（PLT）增高。

（2）炎性指标（如 CRP、ESR）均可增高。

（3）血清蛋白，尤其是白蛋白可见降低。

（4）血清标志物［如抗酿酒酵母抗体（ASCA）或抗中性粒细胞胞质抗体（ANCA）］阳性有助于克罗恩病（CD）或溃疡性结肠炎（UC）的诊断，其敏感性为 60% ～ 80%。

2. 结肠镜检查：病变多从直肠开始，呈连续性弥漫性分布，表现如下。

（1）黏膜血管纹理模糊、紊乱、充血、水肿、质脆、出血及脓性分泌物附着，常见黏膜粗糙，呈颗粒状。

（2）病变明显处可见弥漫性多发糜烂或溃疡。

（3）慢性病者可见结肠袋变浅、变钝或消失、假息肉及黏膜桥等。

3. 钡餐灌肠检查

（1）黏膜粗乱和颗粒样改变。

（2）肠管边缘呈锯齿样或毛刺样，肠壁有多发性小充盈缺损。

（3）肠管短缩，袋囊消失呈铅管状。

4. 黏膜病理学检查

（1）固有膜内有弥漫性、慢性炎症粒细胞及中性粒细胞、嗜酸性粒细胞浸润。

（2）应有急性炎症细胞浸润，尤其是上皮细胞间有中性粒细胞浸润及隐窝炎，甚至形成隐窝脓肿可有脓肿溃入固有膜。

（3）隐窝上皮增生，杯状上皮减少。

（4）可见黏膜表面糜烂、溃疡形成和肉芽组织形成。

【治疗原则】

1. 先排除有因可查的结肠炎，对疑诊病例可按本病治疗，进一步随诊，但建议先不用类固醇激素。

2.掌握好分级、分期、分段治疗的原则：活动期以控制炎症及缓解症状为主要目标，而缓解期应继续控制发作，预防复发；分段治疗指确定病变范围以选择不同给药方法，远端结肠炎可采用局部治疗，广泛性及全结肠炎或肠外症状的则以系统性治疗为主。

3.综合性、个体化处理原则：包括营养、支持、心理及对症处理。

【疗效评估】

1.完全缓解：临床症状消失，结肠镜检查发现黏膜大致正常。

2.有效：临床症状基本消失，结肠镜检查发现黏膜轻度炎症或假息肉形成。

3.无效：经治疗后临床症状、内镜及病理检查结果均无改善。

第六章

呼吸系统疾病

第一节　急性喉炎

【病史采集】

1. 入院 24 h 内完成病历记录。

2. 发热、咳嗽、声嘶、喉鸣及吸气性呼吸困难。

3. 治疗经过及反应。

【检查】

1. 入院后 15 min 内必须完成体格检查。

2. 应做血常规检查，必要时可做直接喉镜检查，但对有严重呼吸困难者要慎用。有条件者可做分泌物培养，严重喉梗阻者应做血气分析。

【诊断】

1. 根据急性起病、犬吠样咳嗽、声嘶、喉鸣、吸气性呼吸困难等典型表现，可做出诊断。但注意与咽后壁脓肿等疾病相鉴别。

2. 按呼吸困难的程度，将喉梗阻分为 4 度，可据此掌握气管切开的时机。

【治疗原则】

1. 保持呼吸道通畅，纠正低氧血症，雾化吸入以利分泌物排出。

2. 控制感染，及时静脉输入足量抗生素。

3. 肾上腺皮质激素：常用制剂有氢化可的松、甲泼尼龙或地塞米松等，宜与抗生素合并使用。

4.对症治疗，烦躁不安宜用镇静剂。

5.Ⅳ度喉梗阻，或Ⅲ度喉梗阻经治疗无缓解者，应及时做气管插管或气管切开术。

6.病情严重，处理困难者，应请上级医师或相应专科会诊。

【疗效标准】

1.治愈：体温正常、喉炎症状和体征消失。

2.好转：体温正常，气促及犬吠样咳嗽和喉鸣减轻。

3.未愈：症状及体征无好转或有加重。

第二节　急性上呼吸道感染

【病史采集】

1.主要侵犯鼻、鼻咽和咽部，常表现为"急性鼻咽炎"（感冒）、"急性咽炎""急性扁桃体炎"等。

2.全年都可发生，冬春季较多。每人每年常有数次，一般通过飞沫及直接接触传播，偶可通过消化道传播。常见病原体以病毒为主，占原发上呼吸道感染的90%以上，细菌约占10%，另外还有肺炎支原体。

【诊断】

1.普通型感冒：以呼吸道合胞病毒、副流感病毒和腺病毒感染居多，临床最多见。早期主要症状为咽部不适、咽痛、鼻塞、喷嚏、咳嗽。可有球结膜充血等症状，同时可伴有不同程度的发热、乏力、头痛、食欲不振、腹泻、呕吐等。如病变侵犯到咽喉部可有声音嘶哑。病程3～7天，但也可更长甚至持续数周。

2.咽炎型：除有流涕、鼻塞、咳嗽和全身不适外，咽部症状更为突出，局部红肿，扁桃体淋巴结增生，有时有黏液或脓性分泌物，颌下淋巴结可肿大、触痛。病程3～5天。

3.流感综合征：为突然发热、头痛、全身肌肉酸痛、乏力、咽喉痛、咳嗽等。多数患者可于3～5天缓解，但咳嗽、乏力可持续2周或更长时间。另外，约10%的患者可有合并症出现，如气管炎、支气管炎、心肌炎、蛋白尿、脑炎等。

【治疗原则】

1. 一般治疗：卧床休息，多饮水，食易消化食物，增加维生素摄入，保持室内通风，维持适宜的温湿度。

2. 对症治疗：如解热镇痛药，鼻塞严重者给予滴鼻剂等。

3. 病因治疗：因上呼吸道感染多为病毒所致，目前尚无较特效的抗病毒药物，现常用抗病毒口服液；双黄连对病毒也有效。

第三节　急性气管支气管炎

【病史采集】

1. 急性气管支气管炎在婴幼儿时期发病较多、较重，多继发于上呼吸道感染，并为麻疹、百日咳、伤寒及其他急性传染病的一种临床表现。一年四季均可患病，但以冬春季为高发。

2. 病毒、细菌、支原体等单一病原体感染或混合感染。病程 7～10 天，有时延续 2～3 周，或反复发作。

【检查】

1. 实验室检查：白细胞正常或增多，红细胞沉降率稍快，C 反应蛋白正常或增加。

2. 胸部 X 线检查可正常或显示肺纹理增多，也可有肺气肿表现。有条件可做痰涂片或痰培养以明确病原菌。

【诊断】

1. 症状：全身症状有不同程度的发热、畏寒、头痛、乏力、食欲不振及腹泻、呕吐等，但较轻微。呼吸道症状可有上呼吸道感染症状，另外咳嗽较重，合并咳黏液痰，为白色或黄色，偶有痰中带血丝，也可干咳为主。咳嗽严重时影响学习与休息，有时可伴有喘憋发作。

2. 体征：病情严重时出现呼吸困难或发绀，听诊双肺可有散在干啰音、痰鸣音及不固定粗湿啰音。

【治疗原则】

1. 一般治疗：保持室内通风，适宜温湿度，适当休息，多饮水，保证入量。

2. 对症治疗：如发热可用退热剂，咳嗽用止咳祛痰剂，痰多时可雾化、拍背、吸痰等。

3. 病因治疗：有细菌感染者选用抗生素，如青霉素、头孢菌素、红霉素等；如为病毒感染可应用利巴韦林（病毒唑）或中草药治疗。当气道梗阻影响通气功能时则应及时气管插管辅助呼吸。

第四节　毛细支气管炎

【病史采集】

1. 毛细支气管炎是一种婴幼儿较常见的下呼吸道感染，仅见于 2 岁以下婴幼儿，多数是 1 ～ 6 个月的小婴儿。

2. 发病与该年龄支气管的解剖学特点有关，微小的管腔易因黏性分泌物、水肿及肌收缩而发生梗阻，并可引起肺气肿或肺不张，故临床症状似肺炎且喘憋更著。

3. 病原体为不同病毒，最常见的是呼吸道合胞病毒。此外，副流感病毒、腺病毒等也可引起，亦可是病毒细菌混合感染。发病季节以冬春为主。

【检查】

1. 血常规：白细胞多正常或轻度增加。

2. 血气分析可见低氧血症以及血二氧化碳分压降低或升高。

3. 胸部 X 线片可见肺纹理增粗、双肺透亮度增强或有小片阴影和肺不张。

4. 可做呼吸道分泌物病毒快速检测以明确病毒种类。

【诊断】

1. 年龄：多见于 1 岁以下的婴儿，尤以 6 个月以下小婴儿多见。

2. 季节：一年四季均可发病，但以冬春季较多见。

3. 临床表现：起病较急，有感冒前期症状，如咳嗽、喷嚏，1～2 天后咳嗽加重，出现发作性呼吸困难、喘憋、面色苍白、口唇发绀、三凹征（＋），肺部体征早期以喘鸣音为主，继之出现细湿啰音。症状严重时可伴充血性心力衰竭、呼吸衰竭、缺氧性脑病以及水和电解质紊乱。一般体温不超过 38.5℃，病程 1～2 周。

【治疗原则】

1. 一般处理：保持气道畅通，加强湿化，保持室内温湿度，通风，吸氧，吸痰，翻身拍背，加强超声雾化吸入。

2. 补液：补液量根据脱水程度而定，一般以每日 100 ml/kg 为宜，有水电解质紊乱时应及时纠正，注意能量的维持。

3. 对症治疗：镇静、祛痰、止喘，对喘憋者可短期应用激素治疗。有合并症时也应及时处理，例如出现心力衰竭时积极控制心力衰竭。

4. 病因治疗：应用抗病毒药物，交叉细菌感染时应用相应的抗生素。

第五节　支气管肺炎

【病史采集】

1. 入院 24 h 内完成病历记录。

2. 发热、咳嗽、气促及并发症的表现。

3. 治疗经过及其疗效。

【检查】

1. 体格检查注意呼吸频率，是否有鼻翼扇动、发绀、三凹征，肺部细湿啰音及合并的气胸、脓胸体征。需注意有无呼吸衰竭、心功能不全及其他脏器功能受累而出现的症状。

2. 入院后应做血常规及胸部 X 线检查，有条件者应做病原学检查、中性粒细胞碱性磷酸酶积分等。危重病例应做血气分析。

【诊断】

1. 典型的支气管肺炎有发热、咳嗽、呼吸困难、发绀、肺部有较固定的细湿啰音，结合 X 线检查结果，可做出诊断。同时辨别病情轻重，及有无心力衰竭、呼吸衰竭等并发症和脓气胸等合并症。

2. 可疑病例应与急性支气管炎、肺结核、支气管异物等鉴别。

【治疗原则】

1. 一般治疗：患儿宜减少活动，室内空气清新，饮食宜清淡。

2. 病原治疗：根据病情或病原学检查结果，合理选用药物。

3. 对症治疗

（1）保持呼吸道通畅，包括使用祛痰剂，雾化吸入治疗等。

（2）氧疗。

（3）防治水电解质失衡。

4. 重症患儿宜应用血管活性药物，如酚妥拉明，酌情加用多巴胺。严重肺炎、喘憋不能缓解者，可短期应用糖皮质激素。

5. 防治并发症及合并症：及时纠正心力衰竭、呼吸衰竭、胃肠功能衰竭、脓胸及脓气胸等。

【疗效标准】

1. 治愈：体温正常，呼吸平稳，喘息消失或偶有咳嗽，精神及食欲改善，肺部体征消失，X 线检查炎症吸收。

2. 好转：体温正常，精神食欲改善，气促好转，发绀消失，有轻、中度咳嗽，肺部啰音明显减少，X 线检查炎症部分吸收。

3. 未愈：症状及体征无好转。

一、支原体肺炎

【病史采集】

1. 咳嗽、咽痛、发热等症状，详细询问症状的持续时间、严重程度以及是否伴有其他症状，如胸痛、呼吸困难等。

2. 是否有过支原体肺炎的病史，以及是否有其他慢性呼吸道疾病、心血管疾病等基础性疾病。

3. 应询问患者近期是否有过旅行史，尤其是是否去过支原体肺炎流行地区。还需询问患者是否与支原体感染者有过密切接触。

【检查】

1. 实验室检查

（1）血清冷凝集素试验大部分患者＞1∶64。

（2）支原体抗体（IgM）阳性可协助诊断。

2. 肺部 X 线表现

（1）大片阴影，以右肺中、下野为多见。

（2）弥漫或局限性纹理增多为间质型。

（3）间质病变基础上并有斑片影为混合型。

【诊断】

1. 起病可急可缓，呼吸道症状突出，表现为剧烈阵咳、痰少。

2. 肺部体征少，大部分患者仅呼吸音粗或减低。

3. 部分患者有肺外损害，例如神经系统损害，包括无菌性脑膜炎和脑膜脑炎、心肌炎、溶血性贫血、血小板减少等。此外还可并发皮疹和肌肉、关节病变。

4. 本病病情一般较轻，发热持续 1 ～ 3 周，咳嗽可延长至 4 周或更长。严重肺外并发症可能危及生命。

【治疗原则】

1. 治疗原则与一般肺炎大致相同，控制感染常选用大环酯类抗生素，如红霉素、克拉霉素、阿奇霉素等。年长儿可选用多西环素、米诺环素。

2. 重症患者、抗生素疗效不满意者，可加用糖皮质激素。

3. 重症患者可行支气管镜灌洗。

二、腺病毒肺炎

【病史采集】

1. 多见于 6 个月至 2 岁的婴幼儿，为我国北方地区病毒性肺炎中最严重的一种类型。

2. 3型、7型腺病毒为主要病原。

3. 初期多表现为高热、咳嗽，肺部体征及影像学多无特异性，往往不易与婴幼儿的其他呼吸道感染性疾病鉴别。随着病情进展，当有高热不退、影像学检查可见肺部多发实变影、多系统合并症的出现及抗生素治疗无效时需考虑腺病毒感染。

【检查】

1. 实验室检查：可做咽、鼻分泌物的腺病毒抗原或病毒分离。

2. X线检查：早期肺纹理增粗模糊，伴肺气肿改变，发病3～5天出现片状模糊阴影并形成融合病灶。

【诊断】

1. 症状：潜伏期3～8天，起病多急骤，先有上呼吸道感染样症状或咽结膜热，3～4天后出现高热，呈稽留热或弛张热，同时面色苍白、精神萎靡或烦躁。咳嗽初为干咳，3～5天后出现呼吸困难、鼻翼扇动、三凹征、发绀等。

2. 体征：初期肺部体征不明显，3～5天后可闻及湿啰音，病灶融合者可听到管状呼吸音。

3. 合并症：腺病毒肺炎患儿一般病情重，易合并心力衰竭、呼吸衰竭、中毒性脑病及弥散性血管内凝血等，病死率高。

4. 易继发细菌感染：以金黄色葡萄球菌、大肠埃希菌多见。重症多遗留慢性肺炎、支气管扩张、肺气肿、肺不张等。

5. 影像学表现：肺部阴影进展迅速，双肺多灶实变；双肺以细支气管炎为主，伴或不伴肺不张；有大叶肺不张或肺气肿。

6. 实验室检查：白细胞明显升高或降低，血小板下降，中度以下贫血，CRP和血小板压积（PCT）明显升高，白蛋白降低，铁蛋白和乳酸脱氢酶明显升高。

【治疗原则】

目前尚无特殊治疗方法，主要是综合治疗，同支气管肺炎治疗。活血化淤中药有较好疗效。

三、金黄色葡萄球菌肺炎

【病史采集】

1. 金黄色葡萄球菌感染所致。可以是原发的，也可继发于败血症之后。

2. 多见于婴幼儿及新生儿，年长儿也可发病。

【检查】

1. 实验室检查：白细胞增多，中性粒细胞比例增大，有核左移及中毒颗粒。

2. 细菌培养、痰培养及涂片可发现金黄色葡萄球菌，合并胸腔积液时，脓液培养出金黄色葡萄球菌。

3. X线检查：多合并小脓肿、脓气胸、肺大疱及小泡性肺气肿。

【诊断】

1. 症状：起病急骤，进展快，呈弛张热型，但新生儿、早产儿可低热或无热。可伴有猩红热样皮疹、中毒性肠麻痹，中毒症状严重者可有惊厥及休克发生。呼吸道症状与其他肺炎相同。

2. 体征：肺部体征出现早，呼吸音低，散在湿啰音，合并脓气胸时叩诊浊音，呼吸音及语颤降低及纵隔移位。

3. 并发症：易合并肺脓肿、肺大疱、脓胸、脓气胸、心力衰竭、呼吸衰竭、中毒性休克、脑病、DIC等。

【治疗原则】

1. 抗生素：常根据药敏结果选用抗生素，对于耐甲氧西林金黄色葡萄球菌肺炎，目前临床多选用万古霉素或头孢菌素类。

2. 对症治疗：同支气管肺炎。

3. 合并胸腔积液的处理：可根据液量多少，行穿刺或施胸腔闭式引流术予持续引流排脓。

第六节　反复呼吸道感染

【病史采集】

1. 反复呼吸道感染不是疾病名称，是临床表现。

2. 它由多种因素引起，多见于机体免疫功能有缺陷者；支气管-肺发育不良者、有先天畸形者，以及伴有慢性病灶、营养不良、微量元素缺乏等小儿易反复呼吸道感染。

【检查】

1. 除外呼吸道及至全身器官的先天畸形或缺陷，例如呼吸道纤毛活检，纤维支气管镜，肺 CT、MRI 等。

2. 寻找隐性感染病灶：结核感染、鼻窦炎、慢性中耳炎等。

3. 做体液免疫、细胞免疫等检查。

【诊断】

1. 呼吸道感染是小儿常见病，一般以喉部为界，喉以上（鼻、咽、扁桃体等）部位的感染称为上呼吸道感染，喉以下（气管、支气管、肺、胸腔等）部位的感染称为下呼吸道感染，反复呼吸道感染是指：

发病年龄	上呼吸道年感染次数	下呼吸道年感染次数
≤2 岁	7 次	3 次
～6 岁	6 次	2 次
～14 岁	5 次	2 次

2. 以上诊断标准，须具备呼吸道感染症状，如咳嗽、鼻塞、流涕、咽痛、发热等。体征：咽红、鼻黏膜充血、肺部啰音及相应的检验指标，如胸部 X 线片等。

【治疗原则】

1. 循因治疗、去除病灶。

2. 对症可根据病情予以中西医结合治疗。

3. 予以免疫调节治疗。

第七节 支气管哮喘

【病史采集】

1. 入院 24 h 内完成病历记录。
2. 咳嗽喘息的频率及强度，持续时间及诱因，有无发热。
3. 是否存在哮喘持续状态。
4. 既往有无喘息史、过敏性疾病史及有无家族过敏史。
5. 治疗经过和治疗反应。

【检查】

1. 入院后 1 h 内完成体格检查。
2. 辅助检查：做血常规、X 线等相关检查；有条件者做肺功能、气道反应性测定及变应原检测；病情严重者做血气分析。

【诊断】

1. 具有反复喘息史、肺部哮鸣音，支气管扩张剂治疗有效者可做出明确诊断。哮喘急性严重发作，经合理应用拟交感神经药物和茶碱类药物仍不能缓解者，可诊断哮喘持续状态。
2. 对疑诊病例可做支气管舒张试验，或气道反应性测定及变应原检测，结合个人或家族过敏史，有助于诊断。
3. 需与毛细支气管炎、喘息性支气管炎、支气管淋巴结结核及呼吸道异物等疾病鉴别者，应做相关检查。

【治疗原则】

1. 保持呼吸道通畅：湿化气道，保证能量及水分供给。
2. 纠正低氧血症。
3. 镇静：对烦躁者，可适当应用镇静剂。
4. 抗生素应用：合并细菌感染者，可选用抗生素。
5. 气管扩张剂应用：β_2 受体激动剂：常用的药物有沙丁胺醇、特布他林及克仑特罗；氨茶碱；异丙托溴铵；异丙肾上腺素仅用于哮喘持续状态。
6. 糖皮质激素应用：对重症或哮喘持续状态者，应早期大剂量应用肾上腺皮质激素静脉滴注，常用的药物有甲泼尼龙、地塞米松及泼尼松等。

7. 维持水电解质及酸碱平衡：重症患儿因呼吸急促不显性失水增加，可表现为不同程度的脱水，注意纠正脱水。一般补液量增加生理量的 50%。有混合性酸中毒时，可适当应用碱性药物。

8. 机械通气治疗：对持续呼吸困难、呼吸衰竭虽经治疗仍逐渐加重者须进行机械通气。

9. 病情复杂，处理困难，需请相应专科或上级医生会诊。

【疗效标准】

1. 临床治愈：症状和体征消失。

2. 好转：症状和体征明显好转、稳定。

3. 无效：症状和体征无好转或加重。

【出院标准】

凡达到临床治愈或好转、病情相对稳定者可出院。

第八节 呼吸衰竭

【病史采集】

1. 入院 24 h 内完成病历记录。

2. 病因、诱因、呼吸困难的形式（吸气性、呼气性或混合性）及其严重程度、有无呼吸节律紊乱。

3. 有无发绀、意识障碍及其他系统功能损害的表现。

4. 治疗经过及治疗反应。

【检查】

1. 入院后 15 min 内完成体格检查。

2. 辅助检查：需做血气分析，并做动态监测至结果基本正常，其他相关检查包括血常规、血电解质及 X 线检查等。

【诊断】

根据临床表现、原发疾病和血气分析结果可做出明确诊断，应判断中枢性呼吸衰竭或周围性呼吸衰竭。

Ⅰ型呼吸衰竭（低氧血症）：$PaO_2 \leqslant 6.67\ kPa$。Ⅱ型呼吸衰竭（合并高碳酸血症）：$PaO_2 \leqslant 6.67\ kPa$，$PaCO_2 \geqslant$

6.67 kPa。

【治疗原则】

1.病因治疗：针对引起呼吸衰竭的原因和诱因治疗。

2.保持呼吸道通畅。

3.氧疗：注意氧气的加温和湿化。PaO_2 保持在 8.65～11.31 kPa（65～85 mmHg）为宜，谨防氧中毒。

4.呼吸兴奋剂的应用：主要用于中枢性呼吸衰竭，对限制性呼吸衰竭慎用。对气道阻塞、心搏骤停、哮喘的患儿禁用。

5.呼吸衰竭引起颅内压增高者，及时应用脱水剂。并发心力衰竭者给予快速洋地黄制剂；有脑水肿、肺水肿者，要限制补液量，必要时可用利尿剂。

6.肾上腺皮质激素应用。

7.机械通气：中枢性呼吸衰竭所致的反复呼吸暂停＞20 s、窒息或严重的呼吸道梗阻；肺炎、呼吸窘迫综合征（respiratory distress syndrome，RDS），严重通气功能、换气功能障碍，经治疗仍不能缓解，吸入氧浓度（FiO_2）为 1.0 或持续气道正压通气（CPAP）FiO_2 为 0.6，而 $PaO_2 < 6.7$ kPa（50 mmHg）；$PaO_2/FiO_2 < 20$ kPa（150 mmHg）；$P_{A-a}O_2 > 60$ kPa（450 mmHg）；$PaCO_2 > 9.3$ kPa（70 mmHg）或 $PaCO_2 > 8.0$ kPa（60 mmHg），但每小时上升＞1.3 kPa（10 mmHg）；VD/VT ≥ 0.6 者，均需及时应用呼吸器。

【疗效标准】

1.临床治愈：症状和体征消失，血气恢复正常。

2.好转：症状和体征基本消失，血气基本恢复正常。

3.无效：呼吸困难仍存在，甚至病情恶化，血气无改善。

第七章

循环系统疾病

第一节 先天性心脏病

【病史采集】

1. 入院 24 h 内完成病历记录。

2. 有无先天性心脏病家族史、母亲妊娠早期感染史等。

3. 出生后心脏杂音，发绀出现时间。

4. 有无多汗、气促、喂养困难、反复呼吸道感染等病史。

【检查】

1. 入院后 1 h 内完成体格检查，伴有心功能不全或其他严重合并症的病例，入院后 15 min 内完成。体格检查重点：应注意心血管杂音的特点、四肢血压及内脏位置。

2. 辅助检查：心电图、胸部 X 线、超声心动图检查；疑难病例可行心导管及其他影像学检查；心导管术前须做肝肾功能、血电解质、凝血功能、肝炎病毒血清学检查；长期发热或疑有心内膜炎者，须做血培养及其他有关检查。

【诊断】

根据先天性心脏病的病史、体征，结合相应的心电图、胸部 X 线、心脏超声和其他影像学检查，可初步做出先天性心脏病解剖诊断、功能诊断以及相关并发症诊断。

【治疗原则】

1. 合理安排饮食、活动，注意防治感染和有关并发症。

2. 伴有急、慢性心功能不全者，应用洋地黄等正性肌力药物，酌情加用扩血管药、利尿剂；梗阻性先天性心脏病慎用洋地黄;法洛四联症缺氧发作处理以镇静、纠酸和解除右心室流出道痉挛为主,禁用洋地黄。

3. 早产儿动脉导管未闭,出生后早期可使用布洛芬治疗;完全性大血管错位、三尖瓣闭锁等合并严重低氧血症的患儿,可采取房隔造口等姑息治疗来缓解症状,为手术赢得时间。

4. 房间隔缺损、动脉导管未闭、主动脉或肺动脉狭窄、主动脉弓缩窄等符合指征的病例,可选择介入治疗。

5. 先天性心脏病多需要手术治疗,手术年龄视病情而定,有反复呼吸道感染、缺氧发作、顽固心力衰竭或低氧血症、早期出现肺动脉高压者,均应争取早期手术治疗。

6. 发展到艾森门格综合征的病例,主张内科保守治疗。

7. 病情复杂,处理困难,需请相应专科或上级医生诊治。

【疗效标准】

1. 治愈:解剖畸形纠正,血流动力学生理指标恢复正常,临床症状和体征消失。

2. 好转:解剖畸形部分纠正或未纠正,血流动力学生理指标基本正常或好转,临床症状和体征改善。

3. 无效:解剖畸形未纠正,血流动力学生理指标基本无好转,临床症状和体征无改善。

4. 诊断未治:仅做出临床诊断,未进行相关治疗者。

第二节 心律失常

【病史采集】

1. 入院 24 h 内完成病历记录。

2. 有无心悸、胸闷、气短、面色苍白、晕厥等伴随症状。

3. 既往心律失常用药情况;相关疾病的发生发展和治疗经过。

【检查】

1. 一般心律失常病例,入院后 1 h 内完成体格检查,严重心律失常或继发、并发其他严重疾病的病例,入院后

15 min 内完成并做好相应监护；重点检查心脏大小、心音强弱、心率、心律、血压，以及有无气促、发绀、肝进行性增大。

2. 一般心律失常诊断须有 12 导联 ECG，超声多普勒检查，有条件者可做动态心电图（HOLTER）；疑难复杂病例须有 HOLTER 检查，必要时行心电生理检查；做好有关基础疾病和诱因检查；心肌炎病例，强调早期心肌酶谱检查。

【诊断】

根据心电图改变，可明确心律失常诊断，根据病史、体征及相关检查可进一步明确心律失常的性质、诱因和病因；注意判别是否合并心力衰竭及心源性休克。

【治疗原则】

1. 去除诱因，治疗原发疾病，防治并发症。

2. 根据病情，合理安排监护、饮食、休息、活动。

3. 抗心律失常治疗

（1）早搏：按早搏的性质和程度，可适时、适当选用抗心律失常药。室上性心动过速：可通过提高迷走神经张力方法刺激转律，也可选用 ATP、洋地黄、盐酸普罗帕酮（心律平）等药物转律；必要时可选用超速抑制转律或电转律。心房扑动（房扑）、心房颤动（房颤）：控制心室率与转律相结合，药物和电转律相结合。

（2）室性心动过速：视病情采用利多卡因等药物转律或电转律。心室扑动（室扑）、心室颤动（室颤）：立即抢救，尽快除颤。

（3）缓慢性心律失常：视病情采用药物或起搏器的方法提高心率。

4. 射频消融：适合部分心律失常患者的根治。

5. 病情复杂，处理困难，需请相应专科或上级医师会诊。

【疗效标准】

1. 异位心律失常

（1）显效：异位心动过速消失，早搏消失。

（2）有效：异位心动过速发生减少，早搏减少 50%

以上。

（3）无效：异位心律无变化，早搏减少不足 50%。

2. 缓慢性心律失常

（1）显效：心率正常稳定，症状消失。

（2）有效：心率大致正常、基本稳定，症状明显缓解。

（3）无效：心率不正常，症状无缓解。

【出院标准】

显效或有效病例，生命体征稳定，再结合相关疾病的康复情况而定。

第三节　病毒性心肌炎

【病史采集】

1. 入院 24 h 内完成病历记录。

2. 前驱病毒感染症状。

3. 有无精神萎靡、面色苍白、心前区不适、心悸、胸闷、腹痛等。

4. 重型病例应了解有无充血性心力衰竭、心源性休克及脑缺血综合征。

【检查】

1. 体格检查：入院后 1 h 内完成，重型病例 15 min 内完成。应注意心脏大小、心音、心律、心脏杂音及有无奔马律、血压、肝大小等。

2. 辅助检查：入院后即应采血送检心肌酶谱及做心电图检查，并动态追踪。还应做 X 线检查。有条件者做 24 h 动态心电图。争取做病毒分离、血清抗体测定等。必要时做心内膜心肌活检。

【诊断】

1. 根据前驱病毒感染史、一般心肌炎的相关症状及重型病例的急慢性心功能不全或心脑综合征症状、心脏扩大、心电图异常、心肌酶谱特别是同工酶增高，可临床诊断心肌炎。

2. 对临床上怀疑而未能明确者，应作为疑似病例随诊。

【治疗原则】

无特殊治疗，以对症治疗和支持治疗为主。

1. 休息：强调充分休息的重要性，重型病例应绝对卧床休息。

2. 改善心脏代谢的药物，可选择维生素 C、辅酶 Q_{10}、能量合剂、1,6- 二磷酸果糖（FDP）等。

3. 激素及免疫抑制剂，主要用于急性重症病例及其他治疗无效者。

4. 控制心力衰竭，抢救心源性休克，处理并发的严重心律失常等。

5. 控制或预防感染，酌情加用抗生素等。

6. 对病情复杂、危重者，应请专科或上级医师会诊。

【疗效标准】

1. 治愈：心肌炎症状消失，体征消失，心脏形态功能恢复正常，心电图正常，心肌酶谱正常。

2. 好转：心肌炎症状减轻，体征好转，心影大致正常，心电图改善，心肌酶谱基本恢复。

3. 未愈：未达到上述标准者。

【出院标准】

达到临床治愈或好转，病情稳定者可出院。出院后应坚持随诊，对疑似病例及轻症患者定期随诊。

第四节　心内膜弹力纤维增生症

【病史采集】

1. 入院 24 h 内完成病历记录。

2. 急、慢性心力衰竭的临床表现，包括气促、发绀、面色苍白、烦躁、多汗、喂养困难、生长发育落后等。

3. 既往洋地黄使用情况。

4. 有无呼吸道感染及有关的发病因素。

【检查】

1. 体格检查：应在入院后 1 h 内完成。

2. 辅助检查：心电图、X 线、超声心动图检查，有条件者做心肌酶谱检查。

【诊断】

1. 根据早期出现充血性心力衰竭，结合心电图提示左心室肥厚，X 线示心影增大，超声心动图检查示左心室增大、室壁运动减弱、心内膜增厚者可明确诊断。重型病例应判断有无心源性休克。

2. 排除其他心血管疾病，如病毒性心肌炎、肥厚型心肌病等。

【治疗原则】

1. 主要是应用洋地黄控制充血性心力衰竭，应早期应用，并坚持长期口服，随年龄增长调整剂量，疗程 2 ～ 3 年或持续至 5 年。

2. 疗效不显著者，可合并应用血管扩张药或利尿剂。

3. 肾上腺皮质激素：一般用泼尼松，4 ～ 8 周减量，重症病例可试用环磷酰胺等免疫抑制剂治疗。

4. 合并感染给予抗生素治疗。

5. 病情复杂、危重者请专科或上级医师会诊。

【疗效标准】

1. 治愈：经治疗临床症状完全消失，心电图、X 线检查显示恢复正常，心功能良好，一般需用 2 年以上。

2. 好转：充血性心力衰竭控制，病情稳定，心电图、X 线检查仍有病变。

3. 未愈：治疗反应差，心力衰竭未控制。

【出院标准】

凡心力衰竭得到控制、病情稳定者可出院。坚持长期随诊。

第五节　充血性心力衰竭

【病史采集】

1. 入院 24 h 内完成病历记录。

2.尽可能明确导致心力衰竭的常见病因及诱因。

3.气促、刺激性干咳、喂养困难、多汗、面色苍白、发育落后、水肿等临床表现及其发展过程。

4.洋地黄使用情况。

【检查】

1.体格检查：入院后 15 min 内完成。

2.做心电图、心脏 X 线检查、超声心动图等。

3.血常规、电解质、心肌酶谱，有条件者必要时行有创或无创心功能动态监测。

【诊断】

1.根据急性心力衰竭的临床表现，体格检查发现呼吸急促、心动过速、奔马律、肝大或短期进行性增大，可诊断充血性心力衰竭。

2.应进一步明确引起心力衰竭的病因和诱因。

【治疗原则】

1.去除病因和诱因。

2.休息：急性期应卧床休息。

3.烦躁者酌情用镇静剂。

4.吸氧。

5.控制水、盐摄入。

6.洋地黄制剂：急性心力衰竭选用快速类洋地黄制剂，慢性心力衰竭应使用地高辛口服维持，常用慢饱和法。

7.其他正性肌力药物，常用的有多巴胺、多巴酚丁胺等。

8.利尿剂的应用：根据病情选用呋塞米、氢氯噻嗪、螺内酯（安体舒通）等，注意联合用药及间歇用药，并监测血清电解质。

9.血管扩张剂的应用：常与洋地黄类及利尿剂联合应用，常用的有血管紧张素转化酶抑制剂、α 受体阻滞剂。

10.对病情复杂、危重者，应请专科或上级医师会诊。

【疗效标准】

1.治愈：临床症状消失，心力衰竭体征恢复正常。

2.好转：临床症状减轻，体征好转，心率仍偏快。

3.未愈：未达到上述指标者。

【出院标准】

凡达到临床治愈或好转、基础疾病得到有效控制、病情稳定者可出院随诊。

第八章

泌尿系统疾病

第一节　急性肾小球肾炎

【病史采集】

1. 入院 24 h 内完成病历记录。

2. 前驱感染：发病前 1 ～ 3 周有呼吸道或皮肤感染史。

3. 水肿、高血压、尿量、尿色情况。

4. 既往有无水肿、血尿史。

5. 有无循环充血、高血压脑病、急性肾功能不全的临床表现。

【检查】

1. 体格检查：判断水肿程度及性质，测血压，寻找脓皮病、扁桃体红肿、龋齿等感染病灶，及时详细检查有无循环充血的表现。

2. 实验室检查：尿常规、血常规、肾功能、肝功能、红细胞沉降率、抗链球菌溶血素 O（ASO）、CRP、血清蛋白测定、血清补体测定，必要时查乙肝两对半、尿纤维蛋白降解产物（FDP）、24 h 尿蛋白的定量、血脂等。

【诊断】

1. 具有前驱感染的病史，结合典型的临床表现及实验室检查可做出明确诊断。

2. 对不典型病例需要与尿路感染、慢性肾炎急性发作、急进性肾炎、病毒性肾炎进行鉴别诊断。

【治疗原则】

1. 卧床休息：起病 1～2 周内应卧床休息。

2. 调整饮食：对水肿、高血压者限盐及蛋白质。

3. 控制感染。

4. 高血压及高血压脑病的治疗。

5. 少尿及急性肾功能不全的处理：严格控制液体入量、纠正代谢紊乱、透析治疗等。

6. 循环充血的治疗：积极利尿，可用硝普钠静点减轻心脏前后负荷，一般不用洋地黄类药物。重者可透析治疗。

【疗效标准】

1. 治愈：水肿、少尿、高血压、血尿消失，血生化正常，尿常规检查转阴，并保持 3 个月以上。

2. 好转：临床症状及重症并发症消失，尿常规检查仍有少量红细胞，肾功能正常。

【出院标准】

病情好转、并发症控制后可出院。定期随诊。

第二节 肾病综合征

【病史采集】

1. 入院 24 h 内完成病历记录。

2. 水肿情况。

3. 既往有无水肿史及当时情况。

4. 既往用药（肾上腺皮质激素、免疫抑制剂等）的剂量、疗程、效果。

5. 询问有无血尿、高血压及氮质血症的表现。

【检查】

1. 全身水肿的程度及性质，测量腹围，有无腹水体征，测血压，心脏体征，肺部体征。

2. 辅助检查：尿常规、24 h 尿蛋白定量、肾功能、血胆固醇、甘油三酯、脂蛋白、血浆总蛋白及白蛋白、血清蛋白电泳、补体、红细胞沉降率、胸部 X 线检查等。

【诊断】

1. 具有典型的"三高一低"临床表现可诊断单纯性肾病综合征，若同时伴有血尿、高血压、氮质血症、补体持续降低四项之一或多项者可诊断为肾炎性肾病综合征。

2. 本病应与急性肾小球肾炎早期相鉴别，必要时查抗核抗体、乙肝病毒感染标志物等，并需详尽参考病史及有关家族史除外狼疮肾炎、乙肝病毒相关肾炎、紫癜肾炎。

【治疗原则】

1. 一般疗法：休息、饮食、感染的防治。

2. 肾上腺皮质激素及免疫抑制治疗

（1）初次治疗：中长程疗法。

（2）复发病例治疗：重复中长程疗法；免疫抑制剂联合治疗。

3. 对症治疗：利尿消肿、纠正水电解质失衡。

4. 中药治疗。

5. 肾替代治疗。

【疗效标准】

1. 缓解：症状及体征消失，尿常规、血生化恢复正常，并发症完全控制。

2. 好转：水肿、少尿消失，高血压消失，肾功能恢复正常，尿常规：尿蛋白＋～＋＋，各种并发症明显好转。

【出院标准】

达缓解或好转者，可出院，定期随访治疗。

第三节　肾小管性酸中毒

【病史采集】

1. 入院 24 h 内完成病历记录。

2. 详细询问生长发育史及家族遗传病史。

3. 慢性代谢性酸中毒、水电解质紊乱的表现。

4. 既往有无骨病变、肾损害及反复胃肠道紊乱、周期性麻痹的病史。

【检查】

1. 呼吸、脉搏、血压、体温、神志、身高、体重。脱水程度的判断，有无骨骼畸形及病理性骨折，肌张力、肌力、肌腱反射情况。心脏的详细检查及腹胀、肾区叩痛情况。

2. 实验室检查：血、尿、便常规，尿比重、尿 pH、尿钙、尿 HCO_3^- 排泄率、氯化铵负荷试验、碱负荷试验、血气分析、血电解质、肾功能。

3. 双肾 B 超、骨骼及腹部 X 线检查及静脉肾盂造影（IVP）、心电图。

【诊断】

具有生长发育落后、多饮、多尿、不明原因的酸中毒、顽固性佝偻病、肾结石等，结合相应实验室检查典型的改变可明确诊断。

【鉴别诊断】

近端肾小管性酸中毒应与一般引起脱水、酸中毒的疾病相鉴别，后者起病急、无生长发育障碍。远端肾小管性酸中毒应与肾小球性酸中毒、家族性低磷血症性抗维生素 D 佝偻病、家族性周期性麻痹、巴特综合征相鉴别。

【治疗原则】

1. 纠正酸中毒和水电解质平衡紊乱。

2. 利尿剂：氢氯噻嗪可提高碳酸氢盐肾阈。

3. 有骨质改变者纠正酸中毒时加用维生素 D 及钙剂，防止低钙惊厥。但注意避免尿钙排出过多。

4. 继发性患儿应去除病因。

【疗效标准】

缓解：可维持正常水电解质及酸碱平衡，肾功能恢复正常。

【出院标准】

凡临床缓解者可出院，长期门诊随访治疗。

第四节 尿路感染

【病史采集】

1. 入院 24 h 内完成病历记录。

2. 尿频、尿急、尿痛、排尿困难、腰痛、偶有血尿等泌尿系局部表现。

3. 发热、精神不振、拒奶、呕吐、腹泻、体重不增等全身症状。

4. 询问既往病史。慢性或反复感染者可出现高血压、贫血、肾功能不全的表现。

【检查】

1. 测血压、体温，特别注意腹部检查，肾区、输尿管、膀胱区有无肿块及压痛、叩痛，排尿前后肿块的变化情况，有无包茎，尿道口及其周围有无炎症。

2. 实验室检查：血、尿常规，尿涂片镜下找细菌，尿培养及菌落计数，尿抗体包裹细菌、尿 β_2 微球蛋白测定、尿溶菌酶测定，肾功能检查。

3. 影像学检查：双肾 B 超、腹部 X 线片，必要时静脉肾盂造影及同位素肾图及肾扫描。

【诊断】

1. 具有典型泌尿系局部表现，可伴有全身感染症状，中段尿培养菌落计数 ≥ 10^5/ml 或耻骨上膀胱穿刺尿有细菌生长即可确诊。

2. 本病应与下列疾病鉴别：尿道综合征、急性肾小球肾炎、肾结核。

【治疗原则】

1. 一般治疗：多饮水、勤排尿，急性期卧床休息。

2. 抗菌治疗：选用广谱、强效杀菌药物，根据药敏结果调整抗生素，疗程要足，结合年龄、临床表现选用不同的药物，通常 7 ～ 14 天，慢性或复发者疗程更长。

3. 积极治疗不利因素：尿道畸形、梗阻、膀胱输尿管反流等。

【疗效标准】

1. 治愈：症状、体征消失，尿常规、尿 Addis 计数正常，尿培养阴性。

2. 好转：症状、体征减轻，菌尿转阴。

【出院标准】

治愈或好转者可出院，后者门诊随访治疗。

第五节 急性肾衰竭

【病史采集】

1. 入院 24 h 内完成病历记录。

2. 有关病因的病史：如急慢性肾炎、毒物及药物中毒、肾结核、急性感染或脱水所致循环衰竭等。

3. 有无少尿或无尿。

4. 氮质血症和代谢性酸中毒的表现：头痛、恶心、呕吐、嗜睡、烦躁甚至昏迷。

【检查】

体温、脉搏、呼吸、血压、神志、体位。注意酸中毒所致呼吸深长。注意高血钾所致心率缓慢、心音低钝、心律失常、四肢肌张力减弱。注意因血容量过多致急性心力衰竭（循环充血）、急性肺水肿的表现。注意有无出血倾向及心包摩擦音。

【诊断】

1. 凡急性出现少尿（每日尿量少于 250 ml/m^2）或无尿（指每日尿量少于 50 ml/m^2 或无尿排出），伴有氮质血症、代谢性酸中毒和水电解质紊乱即可诊断急性肾衰竭。

2. 应注意肾前性、肾后性肾衰竭与肾性肾衰竭的鉴别，并寻找其病因。

【治疗原则】

1. 病因治疗。

2. 一般治疗

（1）饮食：坚持"二高一低"（高能量、高必需氨基酸、低蛋白）。

（2）体液平衡：严格限制液体入量。每日补液量＝前日尿量＋异常损失量＋ 400 ml/m²。

（3）补充维生素 C、维生素 B₆、叶酸、铁剂。

3. 对症治疗

（1）高钾血症：补碱性液、钙剂、葡萄糖加胰岛素。

（2）水中毒：利尿、透析。

（3）低血钠的处理：当血钠＜ 120 mmol/L 时，补钠。

（4）低钙、高磷的处理：口服碳酸钙或醋酸钙，有抽搐者静脉补钙。

（5）酸中毒：无症状者暂不补碱。

4. 透析治疗：指征为保守治疗不能控制的高血容量、血钾＞ 7 mmol/L、尿素氮＞ 28.56 mmol/L（或每日增高 9 mmol/L）、血肌酐＞ 884 μmol/L。

【疗效标准】

1. 治愈：尿量正常，尿毒症症状消失，尿常规、血生化、肾功能正常。

2. 好转：尿量正常或接近正常，尿毒症症状消失或好转，血生化检查结果改善。

【出院标准】

治愈或明显好转者可出院，后者门诊随诊、带药治疗、定期复查。

第九章

造血系统疾病

第一节　营养性贫血

【病史采集】

1. 入院后 24 h 内完成病历记录。

2. 面色苍白发生的时间、程度；神经精神的变化；不良喂养史；慢性疾病、腹泻或失血史；是否早产、双胎等。

【检查】

1. 体格检查应注意有无智力、发育落后，有无震颤、肌张力增高，有无贫血性心脏病。

2. 实验室检查：血常规（红细胞计数、血红蛋白、平均红细胞体积、平均红细胞血红蛋白含量、平均红细胞血红蛋白浓度）、网织红细胞计数及红细胞形态；血清铁蛋白、血清铁、运铁蛋白饱和度；有条件者做血清和红细胞叶酸、血清维生素 B_{12} 浓度测定；必要时做骨髓检查。

【诊断】

1. 根据病史、临床表现，结合实验室检查，可明确诊断。

2. 应与地中海贫血、感染性贫血、肺含铁血黄素沉着症及红白血病等鉴别。

【治疗原则】

1. 加强护理，防治感染，改善喂养，适当增加富铁食品。

2. 病因治疗：仔细查找病因，如肠道失血、钩虫病等，对因治疗。

3. 补充铁剂、维生素 B_{12} 和叶酸。

4.严重病例伴有心力衰竭或其他并发症者可考虑适当输血。

5.病情复杂，处理困难，需请相应专科或上级医师会诊。

【疗效标准】

1.痊愈：临床症状消失，血红蛋白恢复正常且保持 3 个月以上，相关实验室指标恢复正常，病因去除。

2.好转：临床症状明显好转，血红蛋白增高 20 g/L 以上，有关实验室指标基本正常。

3.无效：经充分治疗后，临床症状、血常规及骨髓细胞学检查无改变。

第二节 地中海贫血

【病史采集】

1.入院后 24 h 内完成病历记录。

2.面色苍白或苍黄、乏力、纳差发生的时间及程度。

3.有无家族史及近亲婚配史。

【检查】

1.体格检查应注意颅面骨代偿性增生形成的特殊面容，肝大及心脏扩大。

2.实验室检查：血常规（红细胞计数、血红蛋白、平均红细胞体积、平均红细胞血红蛋白含量、平均红细胞血红蛋白浓度）、网织红细胞计数及红细胞形态；血红蛋白电泳分析；红细胞渗透脆性试验及变性珠蛋白小体检查；骨骼 X 线检查；必要时做骨髓检查和患儿父母的红细胞方面遗传学检查。

【诊断】

1.临床表现及体征，结合实验室检查，可明确诊断。

2.应与营养性贫血、遗传性球形细胞增多症等疾病相鉴别。

【治疗原则】

本病尚无特效疗法。轻症无须治疗，重症可采用以下治疗。

1. 一般治疗：高营养饮食，预防感染。

2. 输浓缩红细胞或全血，维持血红蛋白在 $60 \sim 70$ g/L，对生长发育期的患儿可维持在 100 g/L。

3. 骨髓移植、基因活化疗法。

4. 脾切除适应证

（1）需输血量日渐增加者。

（2）巨脾引起压迫症状者。

（3）合并脾功能亢进者。

5. 其他治疗：可适当补充维生素 E 和叶酸。一般忌用铁剂。

6. 病情复杂，处理困难，需请相应专科或上级医师会诊。

【疗效标准】

1. 显效：输血依赖型经治疗血红蛋白达 70 g/L 以上，不再需输血维持 1 年以上；非输血依赖型经治疗血红蛋白上升 20 g/L，维持 1 年以上。

2. 有效：输血次数减少，血红蛋白上升。

3. 无效：无变化。

第三节　红细胞葡萄糖 -6- 磷酸脱氢酶缺乏症

【病史采集】

1. 入院后 24 h 内完成病历记录。

2. 面色苍白、黄疸、血红蛋白尿发生时间和程度。

3. 有无食蚕豆、服用解热镇痛药或感染史。

4. 既往和新生儿期 G-6-PD 筛查结果、治疗经过及反应。

5. 有无阳性家族史。

【检查】

1. 入院后 1 h 内完成病历记录。注意黄疸程度，有无溶血危象。

2. 极重者注意观察有无休克和肾衰竭。

3. 实验室检查：血常规、网织红细胞计数；高铁血红蛋白还原试验；荧光点试验；G-6-PD 活性测定等。

【诊断】

1. 根据病史、临床表现，结合实验室检查，可明确诊断。

2. 应与自身免疫性溶血性贫血鉴别。

【治疗原则】

1. 去除诱因：如忌用氧化性药物、忌食蚕豆、积极防治感染等。

2. 输血：轻症不需要输血，重症可适当输血；供血者应为非家庭成员、G-6-PD 正常者。

3. 对症处理：注意供给足够水分，扩充血容量，纠正休克，纠正电解质失衡，碱化尿液。

4. 防治并发症：注意高钾血症、肾衰竭等。

5. 病情复杂，处理困难，需请相应专科或上级医师会诊。

【疗效标准】

1. 治愈：临床症状消失，红细胞、血红蛋白及网织红细胞百分比正常，血清胆红素测定正常。

2. 好转：临床症状基本消失，血红蛋白＞ 80 g/L，网织红细胞＜ 5%，血清总胆红素≤ 34 μmol/L。

3. 无效：治疗后仍有不同程度的贫血或溶血症状，实验室检查结果未能达到部分缓解标准。

第四节 免疫性血小板减少症

【病史采集】

1. 入院后 24 h 内完成病历记录。

2. 出血的缓急、程度和部位。

3. 有无神经系统症状。

4. 发病前期有无感染史，治疗经过及反应。

【检查】

1. 入院后 1 h 内完成体检；重症 15 min 内完成体检。以自发性皮肤、黏膜出血为主要症状，应注意颅内出血的症状及体征。

2.实验室检查：血常规及出凝血检查（血小板、出凝血时间等）、网织红细胞计数、毛细血管脆性试验、骨髓检查。有条件者做血小板抗体检查。

【诊断】

1.根据病史、临床表现，结合实验室检查，可明确诊断。

2.应与白血病、再生障碍性贫血、结缔组织病、恶性肿瘤、败血症等引起的继发性血小板减少性紫癜或症状性血小板减少症鉴别。

【治疗原则】

1.一般治疗：卧床休息，避免外伤，防治感染。大量出血时可予输血，必要时输浓缩血小板。

2.肾上腺皮质激素应用：常用的药物有泼尼松。如出血已控制，应逐渐减量。疗程4周左右。

3.免疫抑制剂应用：应用激素治疗无效者或脾切除无效者可试用。

4.大剂量丙种球蛋白静脉注射。

5.脾切除。

6.止血药物及辅助生血小板药：大剂量维生素C、肾上腺色素缩氨脲水杨酸钠（安络血）、酚磺乙胺（止血敏）可有止血作用。恢复期可加用氨肽素、利血生等，可能有利于血小板恢复。

7.病情复杂，处理困难，需请相应专科或上级医师会诊。

【疗效标准】

1.治愈：出血症状消失，血小板计数 $> 100 \times 10^9/L$，持续3个月以上无复发。

2.恢复：出血症状消失，血小板计数 $> 100 \times 10^9/L$，观察尚不足2个月。

3.好转：出血症状消失或好转，血小板计数较治疗前增加 $> 20 \times 10^9/L$，但未达到 $100 \times 10^9/L$，连续检查和观察

2 周以上。

4. 无效：未达到好转标准者，观察 4 周以上。

第五节　血友病

【病史采集】

1. 入院后 24 h 内完成病历记录。

2. 有无自发性出血及轻伤、小手术出血不止。

3. 出血的程度及部位。

4. 有无家族史。

5. 既往治疗经过及反应。

【检查】

1. 出血多为瘀斑、皮下血肿及关节出血，可见关节畸形。查体应注意有无内脏出血。

2. 实验室检查：血小板计数、凝血功能检查和凝血因子检查。

【诊断】

1. 根据病史、临床表现，结合实验室检查，可明确诊断。

2. 应与血管性假性血友病及其他凝血因子缺乏症鉴别。

【治疗原则】

1. 局部处理：关节出血及软组织血肿可局部包扎，必要时可进行关节腔穿刺抽出积血。

2. 根据病情输入新鲜全血或血浆、凝血因子浓缩制剂。

3. 抗纤溶药物的应用：常用的药物有氨基己酸、氨甲苯酸等，有血尿者禁用。

4. 肾上腺皮质激素的应用：一般用于急性出血期。

5. 其他治疗。

6. 病情复杂，处理困难，需请相应专科或上级医师会诊。

【疗效标准】

1. 有效：相应凝血因子水平上升。

2. 好转：出血症状改善。

第六节 弥散性血管内凝血

【病史采集】

1. 入院后 24 h 内完成病历记录。

2. 出血的缓急、程度和部位。

3. 休克表现及肾、肺、肝、脑、胃肠道等器官的栓塞症状。

4. 感染及原发病史。

5. 治疗经过及反应。

【检查】

1. 入院后 15 min 内完成体检。除检查体征外，应仔细观察有无休克及栓塞表现。

2. 实验室检查：血小板计数，凝血酶原时间，血浆纤维蛋白原测定，Ⅷ、Ⅴ、Ⅻ等凝血因子测定，3P 试验，优球蛋白溶解时间，纤维蛋白降解产物（FDP）测定等。血涂片中红细胞碎片及各种异形红细胞 > 2% 亦有诊断意义。

【诊断】

根据病史、临床表现，结合实验室检查，可明确诊断。

【治疗原则】

1. 治疗原发病，去除病因。

2. 补充血容量，改善微循环：可应用低分子右旋糖酐及血管活性药物。DIC 晚期禁用低分子右旋糖酐，因其可加重出血。

3. 纠正酸中毒。

4. 抗凝药物的应用：常用的药物有肝素、潘生丁或阿司匹林等。

5. 促纤溶药的应用：有明显栓塞症状者（如肾动脉栓塞者、脑栓塞者），可选用尿激酶、链激酶等。

6. 低凝期，在抗凝治疗的基础上，可输新鲜血浆或全血、凝血因子。

7. 抗纤溶药物应用：仅用于 DIC 晚期以纤溶亢进为主而致出血者，应与肝素合用。常用的药物有氨基己酸、氨甲环酸、抑肽酶等。DIC 早期已有脏器栓塞者禁用。

8.肾上腺皮质激素的应用，尚有不同意见。

9.病情复杂，处理困难，需请相应专科或上级医生会诊。

【疗效标准】

1.痊愈

（1）出血、休克、脏器功能不全等 DIC 表现消失。

（2）低血压、瘀斑等体征消失。

（3）血小板计数、纤维蛋白原含量及其他凝血功能和实验室指标全部恢复正常。

2.显效：以上三项指标中有两项符合要求。

3.无效：经过治疗 DIC 症状和实验室指标无好转，或病情恶化。

第七节　急性淋巴细胞白血病

【病史采集】

1.入院后 24 h 内完成病历记录。

2.面色苍白、虚弱、发热、出血、骨和关节痛。

【检查】

1.应重点注意肝脾大，淋巴结肿大，神经系统、腮腺、睾丸浸润。

2.辅助检查：血常规及白细胞形态；骨髓细胞学检查。有条件者做组织化学染色检查、细胞遗传学和免疫学分类。全身主要脏器被浸润时应做肝脾 B 超、胸部 X 线片、脑脊液检查、心电图、脑电图等。可疑有结核感染时，应做纯蛋白衍化物（PPD）试验。

【诊断】

1.根据病史、临床表现、骨髓检查，可明确诊断。还需根据临床和实验室资料进行标危型和高危型分类。

2.应与再生障碍性贫血、传染性单核细胞增多症、骨髓增生异常综合征和类风湿关节炎等鉴别。

【治疗原则】

1. 联合化疗：根据分型采取相应的化疗方案，其原则是早期、足量、联合、交替、间歇、全程。常用的化疗药物有长春新碱、甲氨蝶呤、环磷酰胺、巯嘌呤及泼尼松等。治疗应个体化，根据患儿对治疗的反应及毒副作用的轻重程度灵活运用化疗方案。

2. 加强抗感染治疗及支持治疗。

3. 加强营养和护理。

【疗效标准】

1. 完全缓解

（1）无贫血、出血及白细胞浸润的表现。

（2）骨髓中原始细胞＋早幼细胞＜5%，红细胞系和巨核细胞系正常。

（3）血白细胞计数＞$4×10^9$/L，分类无幼稚细胞，血小板计数＞$100×10^9$/L。

2. 部分缓解：以上 3 项中有 1 项或 2 项未达到标准，骨髓中原始细胞＋早幼细胞＞5%，但＜20%。

3. 未缓解：以上 3 项均未达标准，骨髓中原始细胞＋早幼细胞＞20%。

第十章

神经肌肉系统疾病

第一节　化脓性脑膜炎

【病史采集】

1. 入院 24 h 内完成病历记录。

2. 详细询问近期有无局部化脓感染性疾病。

3. 全身感染中毒表现：高热、精神萎靡、肌肉关节酸痛、易激惹、烦躁不安、厌食等。

4. 神经系统症状：头痛、呕吐、意识障碍、惊厥、肢体瘫痪、部分脑神经受损的相关表现。

【检查】

1. 密切监测生命体征，全身系统体格检查，仔细寻找感染病灶、皮肤出血点、瘀斑。

2. 神经专科检查：头围、前囟、颅缝情况，判断意识障碍程度，脑神经、肌力、肌张力、各种反射、脑膜刺激征、眼底检查，可疑硬脑膜下积液者可做颅骨透照试验。

3. 辅助检查：脑脊液生化、常规及细菌学检查（涂片、培养）、电解质、血培养、皮肤瘀斑涂片，脑电图、头颅CT/MRI 检查。

【诊断】

1. 有感染性疾病史，结合典型的神经系统表现、脑脊液改变可明确诊断。

2. 本病应与病毒性脑炎、结核性脑膜炎、脑膜炎双球菌脑膜炎、Mollaret 脑膜炎鉴别，主要依据脑脊液检查确定诊断。

【治疗原则】

1. 一般治疗：注意保证水电解质平衡，加强护理。

2. 及时处理高热、惊厥及感染性休克。

3. 及时处理颅内压增高，预防脑疝发生。

4. 抗生素治疗：早期、联合、足量、易通过血脑屏障的抗生素，疗程 3～4 周。

5. 并发症治疗：常见硬膜下积液、脑性低钠血症、脑室管膜炎、脑积水等并发症，给予相应处理。

【疗效标准】

1. 治愈：症状及体征完全消失、脑脊液检查正常，并发症完全控制，无后遗症。

2. 好转：症状体征明显缓解，脑脊液检查正常，各种并发症明显好转。

【出院标准】

达治愈标准者可出院，好转者可出院门诊治疗随访。

第二节 病毒性脑炎

【病史采集】

1. 入院 24 h 内完成病历记录。

2. 发病季节、接触史、预防接种史。

3. 前驱症状：发热、头痛、肌痛及呼吸道、消化道等表现。

4. 脑炎的症状：发热、头痛、呕吐、意识障碍、惊厥、精神及行为异常的表现、瘫痪及脑神经受损的症状。

【检查】

1. 监测生命体征、瞳孔变化，仔细检查有无疱疹、水痘、腮腺肿大。

2. 神经专科检查：意识状态，前囟张力，运动感觉系统，脑神经及各种深反射、浅反射及病理反射，了解眼底情况。

3.辅助检查：脑脊液生化、常规及病原学检查、脑电图，头颅 CT/MRI 检查。

【诊断】

1.有前驱表现，结合急性或亚急性起病，有多种多样的神经、精神症状及脑实质损害的体征，脑脊液检查可正常或轻度炎症改变，有条件者病原学检查可明确诊断。

2.鉴别诊断包括：经过不规则治疗的化脓性脑膜炎、原发性或继发性脑肿瘤、Mollaret 复发性无菌性脑膜炎、瑞氏综合征、急性中毒性脑病等，可通过脑脊液的全面检查及影像学检查，结合临床表现予以鉴别。

【治疗原则】

1.一般治疗：降温、保证水电解质及营养供给，重症患儿送入 ICU 监护。

2.控制惊厥发作：可选苯巴比妥、安定等。降低颅内压、减轻脑水肿：甘露醇、呋塞米、地塞米松等。

3.抗病毒治疗：阿昔洛韦，阿糖胞苷、干扰素等。

4.其他对症治疗：呼吸、循环功能障碍等治疗。

5.康复治疗：针对有神经系统（肢体瘫痪、癫痫、智力低下等）、视、听及其他系统后遗症者，需要及时进行康复治疗。

【疗效标准】

1.治愈：临床症状及体症消失，辅助检查正常。

2.好转：临床症状及体征部分消失，各种辅助检查未完全恢复正常。

【出院标准】

凡治愈或好转，病情稳定者可出院，恢复期肢体瘫痪尚须进一步康复治疗。

第三节　急性感染性多发性神经根炎

【病史采集】

1.入院 24 h 内完成病历记录。

2. 前驱症状：上呼吸道或肠道感染史。

3. 运动障碍的表现：肢体瘫痪、呼吸情况。

4. 感觉障碍：麻木、痛、痒。

5. 其他表现：呛咳、吞咽困难、面瘫等脑神经受累的症状及尿潴留、面潮红、多汗等植物神经功能紊乱等表现。

【检查】

1. 密切监测生命体征，特别注意呼吸类型、心率及心律。

2. 神经系统检查：神志、运动及感觉系统检查，各种反射、脑神经、植物神经功能检查。

3. 辅助检查：病程一周后脑脊液检查；肌电图显示急性肌肉失神经表现。

【诊断】

1. 根据进行性对称性弛缓性瘫痪，重者可累及呼吸肌，患儿意识清醒，可伴有脑神经受累及感觉障碍、反射异常等表现，脑脊液有蛋白细胞分离现象可明确诊断。

2. 对不典型病例，需与脊髓灰质炎、急性脊髓炎、脊髓肿瘤、急性脑干炎等鉴别。

【治疗原则】

1. 一般治疗及护理：勤翻身、防压疮，保持呼吸道通畅。

2. 呼吸肌麻痹的处理：必要时气管切开，呼吸机辅助治疗。

3. 其他治疗：早期大剂量静脉滴注丙种球蛋白，进展迅速者可血浆替换治疗，慢性复发者可试用肾上腺皮质激素，恢复期可用综合康复治疗。

【疗效标准】

1. 治愈：肌力恢复正常，感觉障碍消失，脑脊液正常。

2. 好转：症状、体征缓解，肌力增加，各种并发症明显好转。

【出院标准】

凡治愈或好转者可出院，好转者出院需确定治疗方案，定期随诊。

第四节　热性惊厥

【病史采集】

1.发热初期（常在发热24 h内）体温骤升时突然出现的惊厥发作。

2.初发年龄、惊厥前后体温、惊厥发作形式、持续时间、一次热程中的惊厥次数及惊厥发作后表现。

3.复发者应询问复发次数、每次复发时的惊厥类型及持续时间。

4.是否伴有头痛、呕吐、持续意识障碍、肢体活动障碍等脑病症状。

5.伴随感染（如上呼吸道感染、腹泻、出疹性疾病、中耳炎等）及全身情况。

6.有无围生期脑损伤、有无颅内感染及外伤史、有无智力、运动发育的障碍。

7.有无热性惊厥、癫痫、智力低下及其他遗传代谢病家族史。

【检查】

1.查体要点

（1）一般查体中注意体温、呼吸、心率、血压，注意有无循环衰竭。

（2）全身查体：注意原发病体征，有无皮疹、外耳流脓、咽峡炎，注意肺部体征，必要时直肠指检。

（3）神经系统检查：包括头围、有无异型皮肤损害（色素脱失、咖啡牛奶斑等）注意有无意识障碍，脑膜刺激征，病理反射及肌力、肌张力的改变。

2.辅助检查

（1）血液生化检查：若疑为低血糖、低血钙、低血钠及酸中毒等代谢性病因，应完善相关的生化学检查。

（2）病原学检查：血、尿、便常规检查及血、尿、便、呼吸道分泌物等相关的细菌、病毒学检查有助于确定发热疾病的性质。

（3）脑脊液：临床上可疑有颅内感染时，尤其是婴幼儿期首次热性惊厥，可行脑脊液检查与颅内感染鉴别。按美国儿科学会推荐 6 个月以内的小婴儿常需要进行脑脊液检查（除外颅内感染）。

（4）脑电图：有助于鉴别癫痫，一般在热退后 1 周检查，以除外发作后一周内可能出现短暂慢波背景改变。

（5）头颅 CT 或 MRI 检查：有明显定位体征者，常需要进行头颅影像学检查。若需与先天性脑发育异常、脑出血、颅内感染、某些遗传性疾病如结节性硬化症、甲状旁腺功能低下等疾病鉴别，行头颅影像学检查有助于相关诊断。

【诊断】

1. 诊断要点

（1）年龄：6 个月到 5 岁。

（2）发热初期所致惊厥发作。

（3）需除外颅内感染和其他导致惊厥的器质性或代谢性异常。

2. 分型标准：临床上主要根据惊厥发作形式、发作持续时间、发作次数将热性惊厥分为单纯性热性惊厥和复杂性热性惊厥。

（1）单纯性热性惊厥：全身性发作，持续时间 < 15 min，24 h 内无复发；不伴神经系统异常（如围产期脑损伤、神经运动发育异常、既往有无热性惊厥史）。

（2）复杂性热性惊厥：局限性或不对称发作，持续时间 > 15 min，24 h 内发作 ≥ 2 次；符合以上标准之一和（或）伴有发作后神经系统异常征象（如 Todd 麻痹），或发作前有神经系统发育异常。

【治疗原则】

1. 针对引起发热的感染性疾病进行抗感染治疗。

2. 惊厥发作时止惊治疗：地西泮每次 0.3 ～ 0.5 mg/kg（总量每次 < 10 mg，推注速度 < 1 mg/min），或咪达唑仑每次 0.1 ～ 0.3 mg/kg（每次 < 10 mg），静脉缓推或直肠给

药，必要时 15 ～ 20 min 后可重复用药；发作频繁者可合用苯巴比妥每次 5 ～ 8 mg/kg。

3. 对症治疗，加强降温处理（物理或药物降温）。

【疗效标准】

1. 具有热性惊厥复发危险因素，尤其是对已经有复发者，临床上可采用间歇短程预防性治疗，或长期口服抗癫痫药物预防复发。

2. 间歇短程预防性治疗：首次热性惊厥后有 FS 复发危险因素者；无复发危险因素，但已有热性惊厥复发者也可应用间歇短程预防性治疗。具体方法为平时不用药，在患儿每次患发热性疾病时口服地西泮，或直肠注入地西泮（溶液或栓剂）。若 8 h 后仍发热，可再次直肠注入或口服地西泮 0.5 ～ 1 mg/（kg·d），每 8 h 后重复给药，发热初期 48 ～ 72 h 内给药。间歇短程预防性治疗的疗程一般为 2 年，或用至患儿 4 ～ 5 岁。

3. 长期口服抗癫痫药物：于既往热性惊厥持续时间 > 15 min 或已有 2 次以上体温 < 38℃发作者，不能保证发热时及时使用间歇短程预防性治疗或间歇短程预防性治疗无效者，可建议长期口服抗癫痫药物预防发作。选择苯巴比妥 3 ～ 5 mg/（kg·d）或丙戊酸钠 20 ～ 30 mg/（kg·d）口服，使稳态血药浓度维持在有效范围。疗程一般 2 年，服药期间应注意药物的不良反应。

第五节　惊厥持续状态

【病史采集】

1. 应注意患儿是否有发热，发作前有无精神症状，意识改变程度。首先应判断是否为颅内病变引起的惊厥持续状态。若系无热惊厥，应考虑电解质紊乱或其他生化改变引起。另一类则可能是癫痫或肿瘤类疾病等引起发作。必须考虑年龄的特点。新生儿常见病因为电解质紊乱和产伤引起的脑损害、窒息、细菌性脑膜炎，并且发作时可以不典型。常表现为强直-阵挛性状态或强直发作。婴幼儿期以电解质紊乱、高热惊厥、脑发育不全、脑膜炎、脑炎和婴儿痉挛症等多见。发作类型多数为全身性发作。儿童期的病因多种多样，发作类型也各异。

2. 既往史：既往有无类似病史、复发次数、每次复发时的惊厥类型及持续时间、有无围产期异常及有无颅内感染和外伤史。

3. 生长发育史：有无运动及智力发育异常。

4. 家族史：有无热性惊厥、癫痫、智力低下及其他遗传代谢病的家族史。

【检查】

1. 急需的检查项目：血常规、血电解质（钾、钠、钙、镁、氯、磷）、血糖、血气分析、肝肾功能、便常规。

2. 进一步的检查项目：心肌酶谱、甲状旁腺激素、抗癫痫药物血药浓度、毒物检测；伴感染征象应做血培养、脑脊液检查；疑诊代谢性疾病应做血尿氨基酸、有机酸筛查试验。

3. 发作期脑电图监测：视频脑电图。

4. 待惊厥控制后做影像学检查：MRI 或 CT。

5. 其他检查：X 线、心电图。

【诊断】

1. 惊厥性癫痫持续状态的诊断一般不困难，根据惊厥发作时间即可明确诊断。应注意与以下情况鉴别：昏迷患者反复出现去大脑强直或去皮层强直，应与全身强直或强直-阵挛性持续状态鉴别；急性畸形型肌张力不全，应与全身强直性持续状态鉴别。脑电图持续性异常放电是鉴别诊断的主要依据。

2. 非惊厥性癫痫持续状态临床诊断有时比较困难，当癫痫患者出现长时间不可解释的意识障碍或行为异常时，应注意非惊厥性癫痫持续状态的可能，及时进行脑电图检查，如显示持续痫样放电则可确诊。

3. 结合临床和脑电图可进一步区分发作类型。重要的是做出病因诊断。

【治疗原则】

1. 常规治疗

（1）保持呼吸道通畅：清除鼻咽腔分泌物。注意防止胃内容物反流引起窒息，用牙垫以防舌体咬伤。

（2）氧疗：无论临床是否有发绀，为了避免和减少脑损害，都应通过鼻前庭、面罩、头罩等方式给氧。

（3）减少刺激：为了避免再次发作，尽可能减少一切不必要的刺激。

（4）监测抗惊厥药物的血浓度：便于调整药物的剂量（如苯巴比妥）。

（5）呼吸支持：对伴有脑水肿者，因随时可发生呼吸衰竭或窒息，应做好气管插管的准备。中枢性呼吸衰竭的患儿在控制惊厥时，宜及时进行人工机械通气。

（6）尽快开通静脉通道。

2. 病因治疗：应尽快明确原发病因。某些原发病因的治疗是控制惊厥的关键。如新生儿常见颅内出血、缺血缺氧性脑病、化脓性脑膜炎等；婴儿常见电解质紊乱、晚发性维生素 K 依赖因子缺乏症引起颅内出血等；儿童常见细菌性脑膜炎、病毒性脑炎、癫痫、中毒、高热惊厥和颅脑外伤等。

3. 抗惊厥治疗：本病常导致脑水肿或神经系统后遗症等不良后果，应选用作用强、显效快、容易透过血脑屏障的止惊药物。

4. 脱水剂的应用：甘露醇每 4 h 给药，不能让血浆渗透压大于 320 mmol/L。同时还应注意防止电解质紊乱。目前，一般主张甘露醇剂量为每次 0.5～1.5 g/kg，每 8 h 或 6 h 一次。

5. 肾上腺皮质激素：主要用于颅内病变引起的惊厥持续状态。作用机制有非特异性的细胞膜稳定和非特异性抗炎、解毒作用。并且具有保护和修复血脑屏障的功能，对血管源性脑水肿更为重要。临床使用糖皮质激素应权衡利弊，不可盲目使用。

（1）甲泼尼龙：中效糖皮质类固醇，显效较快。常用剂量 1～2 mg/（kg·d），分 2 次静脉推注或静脉滴注。

（2）地塞米松：长效糖皮质类固醇，用药后约 4 h 发挥作用，显效较慢，但不容易引起水钠潴留。常用剂量 0.5～1 mg/（kg·d），分 1～2 次静脉推注或静脉滴注。

6. 长期抗惊厥

（1）对于惊厥持续状态患儿，不论原来是否有癫痫病史，在本次发作后都应口服（或肌内注射）抗惊厥作用时间较长的药物如苯巴比妥。在原发病（如感染、高热）尚未完全消退时，用量稍大些，数日后改用维持量，即 3～5 mg/（kg·d），可以避免近期内惊厥复发。

（2）抗惊厥药物的维持量应该使用多长时间，要根据原发病因来决定。若病因是高热惊厥或是电解质紊乱，则在发作控制以后，可短时应用抗惊厥药物维持数次，病因去除后就可停药；病因是颅内感染，抗惊厥药物疗程要稍长些，根据临床症状、脑电图恢复情况，可以使用数周至 1～2 年不等；若本次发作的患儿原来有癫痫病史，或者脑电图证实为首发癫痫者，都应长期抗癫痫治疗。

【疗效标准】

1. 由急性颅脑外伤引起的惊厥持续状态，在控制发作的基础上，去除病因后，一般不必长期给药，但发生继发性癫痫，就应长期治疗。

2. 神经功能评估、康复治疗及预后随访。惊厥持续状态发作控制后，应尽早对患儿进行可量化的神经功能、精神心理及康复评估，以早期干预并改善患儿预后。

第六节　小儿癫痫

【病史采集】

1. 入院 24 h 内完成病历记录。

2. 母亲孕期、围产期情况，各种原因导致的脑损伤史、生长发育史、家族遗传病史。

3. 癫痫发作的详细情况：发作前状态、先兆，发作时有无意识障碍，抽搐形式，持续时间，发作后表现（嗜睡、Todd 麻痹等），发作频率，伴随症状。

4. 治疗经过：抗癫痫药种类、剂量、疗程及疗效，有无不良反应。

【检查】

1. 生长发育情况，毛发皮肤改变，特殊气味。

2. 神经系统检查：意识状态、脑神经、运动系统、感觉系统、生理及病理反射，智商及社会适应能力检查。

3. 实验室检查：血、尿代谢病筛查试验，血电解质，肝肾功能，血糖，抗癫痫药血药浓度监测，必要时做脑脊液、染色体等检查。

4. 脑电图或 24 h 脑电图监测，必要时录像脑电图监测。结合临床选择不同的神经影像学检查（头颅 CT、MRI 或 MRA、SPECT）。

【诊断】

1. 临床突然起病，能自行停止、反复发作的惊厥，每次发作情况类似，间期正常，结合脑电图癫痫波可明确诊断。进一步根据临床表现、脑电图判断癫痫的类型，并结合各项辅助检查明确病因。

2. 应与屏气发作、晕厥等鉴别诊断。

【治疗原则】

1. 综合治疗：取得家长、患儿主动配合，定期随访。避免各种诱因。

2. 病因治疗。

3. 抗癫痫药物治疗：早治，单药治疗为主，疗程要长，及时注意药物的毒性作用。常用抗癫痫药物：苯巴比妥、苯妥英钠、卡马西平、丙戊酸钠、氯硝西泮等。

4. 顽固性癫痫的手术治疗。

【疗效标准】

1. 治愈：停药后 3～5 年不再发作。

2. 好转：服药后发作次数减少、程度减轻。

【出院标准】

用药后无发作或次数减少、程度减轻，可按治疗方案出院定期随诊。

第七节 瑞氏综合征

【病史采集】

1. 入院 24 h 内完成病历记录。

2. 前驱期表现：呼吸及消化道症状，并询问近期是否接种活的病毒疫苗及服用过水杨酸盐、酚噻嗪等药物史。

3. 脑病期表现：呕吐、发热、头痛、意识障碍、惊厥、呼吸困难。

【检查】

1. 严密监测生命体征，有无皮疹，详细心脏检查，肝大及质地情况。

2. 神经专科检查：意识状态、前囟张力、瞳孔改变、运动感觉系统、生理及病理反射、眼底检查。

3. 辅助检查：早期及时查血常规、肝功能、血氨、凝血酶原时间、血糖、脑脊液检查、脑电图，必要时肝活检、头颅 CT。

【诊断】

1. 前驱感染后出现脑病的典型改变，结合辅助检查可诊断，必要时肝活检，如有肝小叶弥漫性脂肪变性可确诊。

2. 鉴别诊断：颅内感染、急性中毒性脑病、暴发性肝炎、某些毒物及药物中毒、遗传代谢病等均应与瑞氏综合征进行鉴别。

【治疗原则】

1. 全身支持治疗：纠正代谢紊乱，加强护理。

2. 控制颅内压增高，减轻脑水肿：控制性过度通气降低 $PaCO_2$、头部低温、20% 甘露醇、呋塞米及地塞米松。

3. 对症治疗：止惊、退热等。

【疗效标准】

1. 治愈：临床症状、体征消失、实验室检查恢复正常，无后遗症。

2. 好转：临床表现好转，实验室检查基本正常。可有或无后遗症。

【出院标准】

治愈或好转者可出院，后者需随访。重型有后遗症者待病情稳定可出院，按制订的治疗方案门诊定期随诊。

第八节　颅内压增高

【病史采集】

1. 入院 24 h 内完成病历记录。

2. 颅脑外伤、窒息缺氧、中毒史，全身严重感染的表现，既往有无先天性脑积水及严重系统性疾病史，询问生长发育史。

3. 颅内压增高的表现：头痛，呕吐，意识、性格及行为改变，重者呼吸困难、惊厥、肢体瘫痪、脑神经受累。

【检查】

1. 严密监测生命体征，详细的全身检查。

2. 神经系统检查：意识状态、瞳孔、头围、前囟、颅缝、运动感觉系统、脑神经、神经反射、眼底检查。

3. 辅助检查：血电解质、脑电图、颅透照、经前囟测压、颅部 B 超及 X 线片、头颅 CT。对颅内高压患儿进行腰椎穿刺时注意防止脑疝发生。

【诊断】

1. 根据病史提供导致脑水肿或颅内压增高的原因及典型临床表现、辅助检查提示有颅内压增高者可确诊。

2. 对颅内压增高患儿必须及时正确地做出病因诊断，除临床表现外，主要依据年龄特点、病史、各项辅助检查予以鉴别。

【治疗原则】

1. 病因治疗：抗感染、清除占位病变、脑脊液分流术等。

2. 一般治疗：侧卧位，镇静，头部抬高 20°～30°，保持呼吸道通畅，降温、吸氧，严密监护生命体征。

3. 降低颅内压：20% 甘露醇或呋塞米、地塞米松。其他：被动过度换气，脑部低温，严重时穿刺减颅压或颅骨钻孔减压术。

4. 控制液体入量：每日限于 1000 ml/m^2。

5. 控制惊厥：可选地西泮、苯妥英钠、苯巴比妥等。

6. 其他对症治疗。

【疗效标准】

1. 治愈：临床症状、体征消失，辅助检查正常，引起颅内压增高的原发病因消除。

2. 好转：临床症状、体征好转或消失，辅助检查基本正常。原发病因部分解除或尚存在。

【出院标准】

治愈者可出院，好转者出院需随访。

第九节　抽动障碍

【病史采集】

1. 以抽动为主要表现的神经精神疾病。

2. 抽动特点：抽动表现为一种不自主、无目的、快速、刻板的肌肉收缩。

3. 抽动分类：分为运动性抽动和发声性抽动。运动性抽动是指头面部、颈、肩、躯干及四肢肌肉不自主、突发、快速收缩运动；发声性抽动是口鼻、咽喉及呼吸肌群的收缩，通过鼻、口腔和咽喉的气流而发声。感觉性抽动被认为是前驱症状，包括压迫感、痒感、痛感、热感、冷感或其他异样感觉。

【检查】

临床特点

（1）抽动通常从面部开始，逐渐发展到头、颈、肩部肌肉，而后波及躯干及上、下肢。

（2）可以从一种形式转变为另一种形式，或者出现新的抽动形式。

（3）症状时好时坏，可暂时或长期自然缓解，也可因某些诱因而加重或减轻。

（4）与其他运动障碍不同，抽动是在运动功能正常的情况下发生，非持久性存在，且症状可短暂自我控制。

【诊断】

1. 诊断标准

根据临床特点和病程长短，分为短暂性抽动障碍、慢性抽动障碍和抽动秽语综合征 3 种类型。

2. 辅助检查

（1）主要采用临床描述性诊断方法，依据患儿抽动症状及相关共患精神行为表现进行诊断。因此，详细询问病史是正确诊断的前提，体格检查包括神经、精神检查。

（2）辅助检查包括脑电图、神经影像、心理测验及实验室检查。头颅 CT 或 MRI 等神经影像学检查主要在于确认基底核等部位有无器质性病变。

【治疗原则】

1. 药物治疗

（1）一线药物：可选用硫必利、舒必利、阿立哌唑、可乐定等。从最低起始剂量开始，逐渐缓慢加量（1～2周增加 1 次剂量）至治疗剂量。

（2）强化治疗：病情基本控制后，需继续治疗剂量 1～3 个月或以上。

（3）维持治疗：维持治疗 6～12 个月，维持剂量一般为治疗剂量的 1/2～2/3。

（4）停药：经过维持治疗阶段后，若病情完全控制，可考虑逐渐减停药物，减量期 1～3 个月或以上。用药总疗程为 1～2 年。若症状再发或加重，则应恢复用药或加大剂量。

（5）联合用药：使用单一药物仅能使部分抽动症状改善，难治性抽动障碍需要联合用药。

（6）如共患注意缺陷多动障碍（ADHD）、强迫症（OCD）或其他行为障碍时，转诊至儿童精神/心理科进行综合治疗。

2. 非药物治疗：心理行为治疗，教育干预。

【预后评估】

1. 症状可随年龄增长和脑部发育逐渐完善而减轻或缓解，需在18岁青春期过后评估其预后，总体预后相对良好。

2. 患儿到成年期的3种结局：近半数患者病情完全缓解；30% ～ 50%的患者病情减轻；5% ～ 10%的患者一直迁延至成年或终身，病情无变化或加重，可因抽动症状或共患病而影响患者生活质量。

第十一章

内分泌系统疾病

第一节　先天性甲状腺功能减退症

【病史采集】

1. 入院后 24 h 内完成病历记录。

2. 新生儿时期有无黄疸延长、喂养困难、胎便排出延迟及便秘。

3. 婴幼儿长期的生长及智能发育落后、低体温、安静、少哭等。

【检查】

1. 体格检查应注意有无特殊面容、黏液水肿、毛发稀少及身体比例不匀称。

2. 辅助检查：血清 T3、T4、TSH 及胆固醇测定；X 线骨龄检查；甲状腺 B 超检查，必要时做同位素扫描。

【诊断】

1. 根据临床表现及特殊面容，结合实验室检查，可明确诊断。

2. 需与佝偻病、21- 三体综合征、先天性巨结肠及骨骼发育障碍性疾病鉴别。

【治疗原则】

替代疗法：需终身服用甲状腺素，从小剂量开始，每 1 ～ 2 周增加一次剂量，直至临床症状改善、血清 T_4 和 TSH 正常，即可维持量使用。病情复杂，处理困难，需请相应专科或上级医生会诊。

【疗效标准】

1. 治愈：一般治疗 4 周后症状基本消失，临床痊愈。

2. 好转：症状较入院时减轻，血清 T3、T4、TSH 控制满意。

3. 未愈：症状无改善，治疗无反应。

【出院标准】

凡治愈或好转、病情稳定者可出院。

第二节　甲状腺功能亢进症

【病史采集】

1. 各种原因造成甲状腺激素分泌过多，导致全身各系统代谢率增高。

2. 儿童时期甲亢的主要病因是毒性弥漫性甲状腺肿，又称 Grave's 病，是自身免疫性甲状腺疾病中的一种。

3. 遗传、环境因素，免疫功能紊乱。

4. 少数患儿是由毒性结节性甲状腺肿、甲状腺癌、甲状腺炎等罕见疾病所造成。

【检查】

1. 基础代谢率增高，情绪不稳定，易激动，脾气急躁；怕热，多汗，低热；食欲亢进，易饥饿，大便次数增多；心悸，心率增快，脉压增大，心尖部可闻收缩期杂音，严重者心律失常，在儿童期甲亢性心脏病罕见。

2. 眼球突出可为单侧或双侧，多为轻、中度突眼，眼裂增宽，眼睑不能闭合，瞬目减少、辐辏能力差。恶性突眼及眼肌麻痹少见。

3. 甲状腺肿大多呈弥漫性轻、中度肿大，表面光滑，质地中等，严重者可触及震颤，并可闻及血管杂音。

4. 甲亢危象常由急性感染、手术、创伤等应激情况诱发；起病突然，病情急剧进展；主要表现为高热、烦躁不安、呕吐、腹泻、多汗、心动过速等。重者血压下降，末梢循环障碍，出现休克，危及生命。

【诊断】

1. 部分患者有家族遗传史。

2. 任何年龄均可发病，起病缓慢，以学龄儿童多见。

3. 有以上临床表现。

4. 实验室检查：血清甲状腺素水平：总 T3、T4，游离 T3、T4 增高；TSH 降低。吸 ^{131}I 试验：可见高峰前移。甲状腺自身免疫性抗体测定：有助于鉴别慢性淋巴细胞性甲状腺炎所致的甲亢。促甲状腺素释放激素兴奋试验：本病患儿的 TSH 无反应或减低。

5. 甲状腺 B 型超声和扫描：了解甲状腺大小，结节大小、多少，肿瘤或囊肿等，有利于鉴别诊断。对囊肿诊断更好。

【治疗原则】

1. 目的：减少甲状腺激素的分泌，维持正常甲状腺功能，恢复机体正常代谢，消除临床症状，防止复发。

2. 抗甲状腺药物治疗

（1）甲巯咪唑（他巴唑）：剂量 0.5～1.0 mg/（kg·d），分 2 次口服，最大量为每日 30 mg。

（2）丙硫氧嘧啶或甲硫氧嘧啶：剂量为 5～10 mg/（kg·d），分 2～3 次口服，最大量为每日 300 mg。治疗包括足量治疗期和减药期，总疗程 3～5 年，对青春发育期和治疗经过不顺利者其疗程应适当延长。治疗过程中应定期随访，复查血清总 T3、T4，游离 T3、T4 及 TSH。

（3）肾上腺素受体阻滞剂：普萘洛尔，剂量 0.5～1.0 mg/（kg·d），分 3 次口服。

（4）注意药物不良反应，偶有皮肤过敏反应，可酌情更换药物；用药后最初 2 周应查血常规，定期复查肝功能，必要时查肾功能。

3. 一般治疗：急性期应卧床休息，加强营养。

4. 甲亢危象的治疗

（1）丙硫氧嘧啶：每次剂量 200～300 mg，鼻饲，每 6 h 一次。1 h 后静脉输入碘化钠 0.25～0.5 g/d。

（2）地塞米松：每次剂量 1～2 mg/kg，每 6 h 一次。

（3）普萘洛尔：每次 0.1 mg/kg，最大量 5 mg，静脉注射，每 10 min 一次，共 4 次。

（4）利舍平（利血平）：每次剂量 0.07 mg/kg，最大量 1 mg，必要时 4～6 h 重复。

（5）纠正脱水，补充电解质。

（6）抗生素：用以控制感染。

（7）对症治疗：如降温，给氧。

第三节 糖尿病

【病史采集】

1. 入院后 24 h 内完成病历记录。

2. 了解饮食习惯改变（多饮、多食或厌食）；生活习惯改变（多尿、遗尿）；乏力、消瘦、腹痛、精神萎靡等。

3. 有无严重脱水、酸中毒或昏迷等表现。

4. 既往糖尿病史，用药情况及反应。

【检查】

1. 体格检查。

2. 实验室检查：尿糖、尿酮；血糖、血酮体；必要时做糖耐量试验；做血胰岛素及 C- 肽检测、胰岛细胞抗体测定；重症需做血电解质、血气分析。

【诊断】

1. 根据病史、临床表现，结合实验室检查，可明确诊断。

2. 主要与其他可致尿糖阳性的疾病鉴别：严重感染、外伤、肾性尿糖、甲亢等。

【治疗原则】

1. 制订合理的饮食计划；指导患儿适当锻炼。

2. 胰岛素治疗：胰岛素依赖型糖尿病须终身应用胰岛素，根据尿糖或血糖值调整胰岛素用量，谨防低血糖发生。

3. 酮症酸中毒治疗：纠正脱水、酸碱平衡失调，胰岛素治疗，多数采用小剂量胰岛素静脉滴注。

4. 控制感染。

5. 病情复杂，处理困难，需请相应专科或上级医生会诊。

【疗效标准】

临床治愈：纠正酮症酸中毒、电解质紊乱；胰岛素使用规律；血糖控制在 3.9 ～ 10 mmol/L。

第四节　肥胖症

【病史采集】

1. 肥胖发生的年龄、进展速度等。

2. 既往史：是否有继发性肥胖相关疾病病史等。

3. 药物应用史：抗精神病类药物、激素类药物（如皮质激素、胰岛素）和降糖药物、某些 α 受体阻滞剂和 β 受体阻滞剂等降压药物。

4. 生活方式：进食量、进食行为、体力活动等情况。

5. 家族史：一级亲属是否有肥胖史。

【检查】

临床表现

（1）轻度肥胖症多无症状，仅表现为体重增加、腰围增加、体脂率增加超过诊断标准。

（2）较为严重的肥胖症患者可有胸闷、气急、胃纳亢进、便秘、腹胀、关节痛、肌肉酸痛、易疲劳、倦怠以及焦虑、抑郁等。

（3）肥胖症患者常合并血脂异常、脂肪肝、高血压、糖耐量异常或糖尿病等疾病。

（4）肥胖症还可伴随或并发阻塞性睡眠呼吸暂停、胆囊疾病、胃食管反流病、高尿酸血症及社会和心理问题。

【诊断】

诊断标准：临床上采用体重指数（BMI）作为判断肥胖的常用简易指标。BMI（单位：kg/m²）是诊断肥胖的标准，而向心性肥胖常用腰围衡量。

【治疗原则】

1. 通过减重预防和治疗肥胖相关性并发症，改善患儿的健康状况。

2. 生活及行为方式治疗：限制热量的摄入及增加热量的消耗是预防及治疗超重/肥胖的首选方案。

第五节　性早熟

【病史采集】

1. 女孩在 8 岁前，男孩在 9 岁前呈现第二性征。

2. 中枢神经系统器质性病变，或未能发现器质性病变的特发性性早熟。

【诊断】

1. 第二性征提前出现，女孩 8 岁前，男孩 9 岁前。

2. 促性腺激素释放激素（GnRH）激发试验：促黄体生成素（LH）激发峰值，女孩＞ 12 IU/L，男孩＞ 25 IU/L。GnRH 激发试验方法：GnRH 100 $\mu g/m^2$ 或 2.5 ～ 3.0 $\mu g/kg$ 静脉注射，于 0 min、30 min、60 min 和 90 min 分别采集血样，测血清 FSH 和 LH 浓度。

3. 性腺增大：女孩在 B 超下见卵巢容积＞ 1 ml，并可见多个直径＞ 4 mm 的卵泡；男孩则睾丸容积＞ 4 ml，并随病程延长进行性增大。

4. 线性生长加速。

5. 骨龄超越年龄 1 年或 1 年以上。

6. 血清性激素水平升高至青春期水平。

以上诊断依据中第 1 条、第 2 条、第 3 条是最重要而且是必具的。但是，如就诊时病程很短，则 GnRH 激发值有时可不达到以上诊断值，卵巢大小亦然。对此类病例应进行随访，必要时在数月后复查以上检测。女孩的青春期线性生长加速一般在乳房发育后半年左右发生，但也有迟者，甚至有 5% 左右在初潮前 1 年后或初潮当年始呈现。男孩生长加速在变声前 1 年。骨龄超前不是诊断的特异性指征，病程短和发育进展慢的患儿可能骨龄超前不明显，而外周性性早熟同样亦有可能呈现骨龄超前；性激素的升高亦然，它不能分辨中枢和外周性性早熟。因此，诊断中枢性性早熟时应综合各项资料考虑。

【治疗原则】

药物治疗：治疗目的是以改善成年身高为核心，同时防止早熟和早初潮带来的心理问题。主要应用 GnRH 类似物（GnRHa），醋酸亮丙瑞林和曲普瑞林。

（1）GnRHa 应用指征：①骨龄：女孩 $\leq$ 11.5 岁，男孩 $\leq$ 12.5 岁，骨龄大于年龄 2 岁或以上；②预测成年身高：女孩 $<$ 150 cm，男孩 $<$ 160 cm；③骨龄 / 年龄 $>$ 1，骨龄 / 身高年龄 $>$ 1，或以骨龄判断的身高的标准差积分（SDS）$\leq -$ 2；④发育进程迅速，骨龄增长 / 年龄增长 $>$ 1。

（2）慎用的指征：①开始治疗时骨龄：女孩 $>$ 11.5 岁，男孩 $>$ 12.5 岁；②已有阴毛呈现；③其靶身高低于同性别、同年龄正常身高参比均值减 2 个标准差。

（3）不宜应用的指征：有以下情况不宜应用 GnRHa，因为治疗几乎不能改善成年身高：①骨龄：女孩 $\geq$ 12.5 岁，男孩 $\geq$ 13.5 岁；②女孩初潮或男孩遗精后 1 年。

【预后评估】

治疗结束后第一年内应每半年复查身高、体重和副性征。对于非特发性性早熟，应强调同时进行病因治疗。性早熟是多病因的性发育异常，病因的鉴别诊断至关重要。确定 GnRH 依赖性性早熟后应排除中枢病变。特发性性早熟可考虑首选 GnRHa 治疗，但应合理掌握应用指征，治疗中应监测、判断、把握生长 / 成熟的平衡，才能达到改善成年身高的目的。

第六节　矮身材

【病史采集】

1.生长激素缺乏症，垂体前叶生长激素分泌不足所致的身材矮小。临床以原发性生长激素缺乏症较多见。

2. 小于胎龄儿所致身材矮小，指出生体重低于同胎龄儿第 10 百分位者。

3. 排除其他原因所致矮身材。

【诊断】

1. 临床特点

（1）身高低于同年龄同性别正常儿童身高第 3 百分位以下。

（2）年生长速率＜ 4 cm。

（3）骨龄落后实际年龄 2 岁以上。

（4）体形匀称、面容幼稚（呈娃娃脸）。

（5）智力正常。

（6）男孩阴茎较小，多数有青春发育期延迟。

2. 实验室检查

（1）两种药物激发生长激素分泌试验均不正常，生长激素激发峰值＜ 5 μg/L（5 ng/ml）为完全性生长激素缺乏，峰值在 5 ～ 10 μg/L（5 ～ 10 ng/ml）为部分性生长激素缺乏。

（2）血清胰岛素样生长因子 -1（IGF-1）＜ 0.5 U/ml。

【治疗原则】

1. 采用重组人生长激素（r-hGH）进行替代治疗，剂量 0.1 IU/（kg·d），每晚睡前 30 min 皮下注射，开始治疗年龄宜早，可在 4 ～ 5 岁。

2. 疗程宜长，应持续到骨骺融合时。以 3 个月为一疗程，根据疗效反应及家庭经济状况再决定是否继续应用。

3. 治疗初数月内部分患儿可出现亚临床甲状腺激素（T4）水平降低，应定期（1 ～ 3 个月）检测。必要时可补充左旋甲状腺素片 20 ～ 50 μg/d，根据血清 TSH、T3、T4 水平加以调节。治疗过程中每 3 个月复查身高、体重 1 次，半年测 1 次 IGF-1 及 GI-I 抗体，1 年复查 1 次骨龄。

4. 生长激素治疗前已伴有继发性甲状腺功能低下者应先予甲状腺制剂治疗 3 个月，以后与 GH 合并治疗。

第七节　特纳综合征

【病史采集】

原发性卵巢发育不全症，为 X 染色体缺陷病。

【诊断】

1.临床特点

（1）身材矮小（第 5 百分位以下），生长速率减慢（每年＜ 5 cm）。

（2）颈蹼、后发际低、乳头间距增宽、盾状胸、肘外翻和通贯掌纹等特征。

（3）除少数患儿外，智能基本正常。

（4）95% 的患儿无自发青春期发育。

（5）骨龄稍落后于实际年龄。

2.实验室检查

（1）血清促性腺激素显著增高。

（2）核型分析：为确诊依据，45XO 或其变异型。

【治疗原则】

1.用 r-hGH，治疗开始年龄宜低，剂量宜大，对改善患儿身高有确切疗效。剂量为 0.15 ～ 0.2 IU/（kg·d）（或每周 1.0 ～ 1.31 U/kg）。使用和监测方法与上述生长激素缺乏症相同。

2. r-hGH 与蛋白合成激素合用更有助于改善最终成人期身高。司坦唑醇（康力龙）0.5 ～ 1 mg/d，1 次口服。当患儿骨龄达 12 岁时，可加雌激素以改善第二性征发育。如果确诊时骨龄接近 12 岁，则宜推迟雌激素替代治疗，而先用 r-hGH 治疗达满意身高后再用雌激素诱导发育。

第十二章

危急重症抢救

第一节　过敏性休克

【病史采集】

1. 有注射易过敏药物史，如抗生素（青霉素、头孢霉素、两性霉素 B、硝基呋喃妥因）、局部麻醉药（普鲁卡因、利多卡因）、维生素（硫胺、叶酸）、诊断性制剂（磺化 X 线造影剂、磺溴酞）、接触化学制剂（乙烯氧化物）等。

2. 常常是突发的、涉及多个靶器官的严重临床症状，有喉头阻塞感、胸闷、气喘、头晕、心悸等过敏现象。

3. 人类致死性过敏性休克的主要病理改变包括急性肺过度膨胀、喉头水肿、肺泡内出血、内脏充血、肺水肿、荨麻疹等。80% 致死性病例的病理检查有心肌损伤。

【检查】

1. 早期症状：一般开始很快，可发生于暴露于过敏物质几秒到 1 h 后出现，早期表现为焦虑、头晕、心悸。表现可轻可重。

2. 皮肤改变：皮肤潮红，常伴有出汗、红斑、瘙痒，特别是手足、腹股沟部位，荨麻疹是暂时的，一般不超过 24 h，重症可见发绀。

3. 上呼吸道症状：口腔、舌、咽喉水肿，声音嘶哑，失语到窒息，轻重不等。

4. 下呼吸道症状：胸闷、刺激性咳嗽、喘鸣、呼吸停止等。

5. 心血管系统：低血容量性低血压、心律不齐、心肌缺血、心搏骤停。

6. 胃肠道症状：恶心、呕吐、腹绞痛、腹泻，其中腹痛常是本病表现，胃肠道症状不常见。

7. 泌尿生殖系统表现：尿失禁、子宫收缩。

8. 神经系统症状：焦虑、抽搐、意识丧失等，患者多疲乏无力。

上述症状可单独或联合出现，大多数严重过敏反应涉及呼吸和心血管反应，开始就意识丧失者可在几分钟内死亡。过敏反应症状开始越晚，反应程度越轻。在早期过敏反应消散后 4 ~ 8 h，可再一次出现晚期反应。

【诊断】

1. 完整而详细的病史采集＋过敏症状＋实验室检查有助于诊断。

2. 鉴别诊断

（1）不伴荨麻疹和血管水肿的突发虚脱：常发生于注射和疼痛后，患者面色苍白，主诉恶心，但在晕厥前皮肤不痒，不发生发绀，亦无呼吸困难，平卧后症状几乎立刻好转，可能有大量出汗和脉缓。

（2）过度换气引起的呼吸困难和虚脱：但其除全身和口周发麻外，一般不伴其他症状和体征，血压、脉搏正常。

（3）精神因素：症状大多能以意志控制，也能在提示下重复。体检和实验室检查无异常。

【治疗原则】

1. 一般处理：切断过敏原，如患者为静脉用药，停止输液，换掉输液器和管道，不拔针，保持静脉通道。伴低血压者采取头低足高位，必要时吸氧和用支气管扩张剂，稳定患者情绪。

2. 注射肾上腺素：最佳使用方式是大腿中外侧肌内注射。1：1000 肾上腺素，按剂量 0.01 mg/kg 计算，最大量 0.3 ml。肾上腺素可重复使用，要间隔 15 ~ 30 min。

3. 抗组胺药和皮质激素：不是急救首选。

4. 病情较重，尽快输液。

第二节　脓毒症（感染性）休克

【病史采集】

1. 有无感染性疾病史，如胆道感染、绞窄性肠梗阻、大面积烧伤、弥漫性腹膜炎、败血症等。

2. 除少数高排低阻型休克（暖休克）病例外，多数患者有交感神经兴奋症状：患者神志尚清，但烦躁、焦虑、神情紧张，面色和皮肤苍白，口唇和甲床轻度发绀，肢端湿冷。可有恶心、呕吐。尿量减少。心率增快，呼吸深而快，血压尚正常或偏低、脉压小。

3. 随着休克病情的发展，患者烦躁或意识不清，呼吸浅速，心音低钝。脉搏细速、按压稍重即消失。表浅静脉萎陷。血压下降，收缩压降至 80 mmHg 以下。皮肤湿冷、发绀，常有明显花纹。尿量更少，甚至无尿。

【检查】

分期：

1. 休克代偿期：脓毒症状态下进行性出现下列临床表现：心率高，呼吸加速，通气过度，血压正常或偏高，脉压差变小，精神萎靡，尿量正常或偏少，四肢暖，经皮氧饱和度正常。血小板计数减少，血气 $PaCO_2$ 呈轻度呼吸性碱中毒，动脉血乳酸升高，此时心输出量保持正常或轻度增加，体血管阻力减低。

2. 休克失代偿期：表现为四肢凉、肛指温差大、毛细血管再充盈时间延长、血压进行性下降、脉搏减弱、心音低钝、低氧血症和代谢性酸中毒加重、少尿或无尿。

3. 休克不可逆期：细胞、亚细胞和分子水平的结构损伤和细胞代谢功能异常。表现为：持续严重低血压、低心输出量、严重内环境紊乱、多脏器功能衰竭。对扩容和血管活性药物不起反应。

【诊断】

1.脓毒症综合征：属于严重脓毒症阶段，存在败血症伴脏器低灌注的临床表现。

（1）非心肺疾患所致低氧血症，$PaO_2 < 60$ mmHg 或 $PaO_2/FiO_2 < 300$。

（2）急性神志改变，持续 1 h 以上。

（3）置导尿管监测每小时尿量小于 1 ml/kg，1 h 以上。

（4）高乳酸血症。

2.隐匿代偿性休克：是指休克早期或心肺复苏治疗后，血压、心率等血流动力学恢复，亦无少尿、高乳酸血症，但胃肠黏膜 pH 仍低于正常的休克状态。胃肠道是低灌注最敏感的脏器，胃肠黏膜 pH 在其他低灌注指标未出现时即可降低。

【治疗原则】

1.液体复苏：一早二快三足量，分首批（快速）、继续、维持三阶段。

（1）快速输液：30 ～ 60 min 内静脉快速输入 10 ～ 20 ml/kg 等张含钠液。

（2）继续输液：根据脱水程度和首批快速输液后反应，继续按每批 10 ～ 20 ml/kg 静脉输液，一般给予 2 ～ 3 次，直至休克基本纠正。此阶段除床边监测尿量、血压、心率、呼吸外，还应酌情监测血气分析、血常规、血生化、凝血功能等。

（3）维持输液：指休克基本纠正后 24 h 内输液，一般按生理需要量 70% 给予，即 50 ～ 80 ml/kg，可给含钾的维持液。

（4）关于液体疗法的一些具体问题：

①低血容量因素的原发性休克，必须按低血容量休克给予快速扩容。必须尽快建立静脉通路，必要时骨髓输液。一般以每 10 ～ 30 min 10 ～ 20 ml 速度进入，最多重复 3 次，如扩容总量达 50 ～ 100 ml/kg 或以上，需行有创动脉血压和多普勒心脏超声检测，进行进一步分析。

②住院期间发生的休克，多存在心功能受损，必须采取更为慎重的扩容方法。一般补液速度、总量均应较原发性休克保守：以每 10 ~ 30 min 5 ~ 10 ml/kg 给予，如 1 ~ 2 h 内扩容总量达 50 ml/kg 以上，需分析病情重新调整方案。

③常规先给晶体液扩容。

④重度感染性休克，尤其是伴有液体额外丢失或晶体液扩容效果不理想时，可首选白蛋白，也可应用血浆，欲扩容和改善微循环同时进行，可选用低分子右旋糖酐。

2. 纠正酸中毒。

3. 给氧和呼吸支持：早期休克患儿应立即给予鼻导管或面罩给氧，重度休克应给予正压呼吸支持，短期内可选择较高吸入氧浓度，保证维持氧分压在 100 mmHg 左右。如患儿出现明显呼吸困难，应插管进行机械通气。

4. 血管活性药物

（1）多巴胺：对肾及内脏血管选择性扩张，5 ~ 20 μg/（kg·min）。多巴酚酊胺：增强心肌收缩 5 ~ 20 μg/（kg·min）。

（2）肾上腺素：0.05 ~ 0.2 μg/（kg·min）具有正性肌力、正性频率和扩血管作用；0.5 ~ 2.0 μg/（kg·min）血管阻力增加、血压升高。

5. 肾上腺皮质激素：重症休克多主张应用，应遵循早期、大剂量、短疗程的原则。甲泼尼龙每次 20 ~ 30 mg/kg，6 h 1 次，1 ~ 2 天停用。地塞米松 0.5 mg/（kg·d）。

6. 控制感染：病原未明确前联合使用广谱高效抗生素静脉滴注，同时注意保护肝肾功能并及时清除病灶。

第三节 急性呼吸衰竭

【病史采集】

1. 儿童呼吸衰竭多为急性呼吸衰竭，病情进展快，可迅速引起多脏器功能障碍。

2. 呼吸道梗阻：上呼吸道梗阻在婴幼儿多见，喉是发生呼吸道梗阻的主要部位，如急性喉炎、喉痉挛、异物、喉软骨软化引起。下呼吸道梗阻包括哮喘、毛细支气管炎等引起的梗阻。

3.肺实质疾患：重症肺炎、急性呼吸窘迫综合征（ARDS）、肺水肿、肺出血等。张力性气胸、大量胸腔积液也是常见原因。

4.呼吸泵异常：包括从呼吸中枢、脊髓至呼吸肌，以及胸廓各部位的病变，如各种颅内病变、脊髓灰质炎、重症肌无力、吉兰-巴雷综合征、颈椎外伤、胸廓外伤或畸形等。共同特点是引起通气不足。

【检查】

1.呼吸衰竭分型

（1）周围性呼吸衰竭：表现为呼吸频率和胸廓扩张度的改变，如呼吸增快、呼吸费力、鼻翼扇动、三凹征、点头呼吸等，后期出现呼吸无力或减慢，甚至呼吸停止。

（2）中枢性呼吸衰竭：表现为呼吸节律的改变，可出现潮式呼吸、叹息呼吸、抽泣样呼吸、呼吸暂停等。

2.低氧血症：早期缺氧时表现为发绀、心率增快、心音低钝、烦躁，严重缺氧时可出现血压下降、心律失常、昏迷、惊厥，当 PaO_2 在 40 mmHg 以下时，脑、心、肾等重要脏器供氧不足，严重危及生命。

3.二氧化碳潴留：早期可出现出汗、烦躁不安、意识障碍等。体表毛细血管扩张，可有皮肤潮红、嘴唇暗红、结膜充血。早期心率快、血压高，晚期血压下降，年长儿可伴有肌肉震颤等。确诊要靠血气分析检查。当 $PaCO_2 >$ 80 mmHg（10.7 kPa）时，临床可有嗜睡或谵妄，重者出现昏迷。$PaCO_2$ 逐渐升高，机体有一定代偿和适应。

4.呼吸衰竭时其他系统的变化

（1）神经系统：烦躁不安是缺氧的早期表现，年长儿可头痛。严重者出现意识障碍，甚至昏睡、昏迷。肺部疾患引起的呼吸衰竭可导致脑水肿，发生中枢性呼吸衰竭。

（2）循环系统：早期缺氧出现心率增快、血压升高，严重者出现血压下降，也可有心律不齐。

（3）消化系统：严重呼吸衰竭出现肠麻痹，个别并发消化道溃疡、出血，甚至肝功能受损、转氨酶升高等。

（4）水电解质平衡：呼吸衰竭时多并发低钾血症，个别低钠血症。

【诊断】

血气诊断标准

动脉血测定，正常值：PaO_2 85 ～ 105 mmHg，$PaCO_2$ 35 ～ 45 mmHg，pH 7.35 ～ 7.45。呼吸功能不全：PaO_2 < 80 mmHg（10.6 kPa），$PaCO_2$ > 45 mmHg（6.0 kPa）。PaO_2 低于 60 mmHg，$PaCO_2$ 高于 50 mmHg，即可诊断呼吸衰竭。

Ⅰ型呼吸衰竭：PaO_2 < 60 mmHg（6.67 kPa）。

Ⅱ型呼吸衰竭：PaO_2 < 60 mmHg（6.67 kPa），$PaCO_2$ > 50 mmHg（6.67 kPa）。

【治疗原则】

1. 保持呼吸道通畅，改善通气功能。清除口咽、鼻部等黏痰，器官深部黏痰清除需配合气道湿化、翻身、拍背，甚至气管插管吸痰等，昏迷患儿尽量头后仰，以免舌根后坠，阻碍呼吸。

2. 给氧方法与指征：严重呼吸困难、发绀是给氧的临床指征。心率快、烦躁不安在排除缺氧以外的因素，可作为给氧指征。

（1）鼻导管给氧，氧流量：新生儿 0.3 ～ 0.5 L/min，婴幼儿 0.5 ～ 1 L/min，儿童 1 ～ 2 L/min，年长儿 1.5 ～ 2 L/min。吸入氧浓度 30% ～ 40%。

（2）开式口罩给氧，氧流量：新生儿 1 ～ 2 L/min，婴幼儿 2 ～ 4 L/min，儿童 3 ～ 5 L/min，吸入氧浓度 45% ～ 60%。

（3）氧气头罩，通常氧流量 3 ～ 6 L/min，氧浓度 40% ～ 50%。

（4）持续气道正压通气（CPAP），当经鼻导管给氧缺氧症状改善不明显时，可行 CPAP。适应证：新生儿、婴幼儿肺部疾患、肺炎、肺不张、胎粪吸入综合征、肺水肿等所致低氧血症，用普通给氧效果不好，是应用 CPAP 最主要适应证。

（5）机械通气。

3. 雾化、湿化吸入。

4. 控制感染：抗生素是治疗呼吸道感染的重要方法，还可采用其他方法提高患儿的免疫力，如丙种球蛋白等。

5. 营养支持：首先要争取经口进食保证充足的营养，不能经口的要静脉补充营养。

6. 药物治疗

（1）呼吸兴奋剂：主要作用是兴奋呼吸中枢，增加通气量，对呼吸中枢抑制引起的呼吸衰竭有一定效果。对呼吸道梗阻、肺实变、神经肌肉引起的呼吸衰竭效果不大。常用的有尼可刹米、洛贝林（山梗菜碱）。

（2）纠正酸中毒：呼吸性酸中毒主要以改善通气为主，但当合并代谢性酸中毒，血液 pH 低于 7.2 时可适当应用碱性液纠酸。常用 5% 碳酸氢钠溶液 $2 \sim 5$ ml/kg，必要时可重复 1 次。通常稀释为 1.4% 碳酸氢钠溶液静脉滴注。也可按公式计算所需碱性液（mmol）$= 0.3 \times$ 碱剩余（mmol）$\times$ 体重（kg），5% 碳酸氢钠溶液 1.68 ml $= 1$ mol。一般先给计算量的一半，酌情再给另一半。

第四节　急性中毒抢救

【病史采集】

1. 多发生在婴幼儿至学龄前期。

2. 婴幼儿时期常为误服药物中毒，而学龄前期主要为有毒物质中毒。

3. 小儿的中毒与周围环境密切相关，常为急性中毒。

4. 详细询问发病经过，发病前情况，有无特殊食品、药物服用史或其他有毒植物、动物或虫咬伤史等。

【检查】

遇有下列情况当疑为中毒：

1. 集体同时或先后发病，症状相似的患儿。

2. 临床遇到病史不明、症状体征不符或各种疾病，不能用一种疾病解释者。

3. 多器官受累或意识明显变化而诊断不明的患儿。

4. 患儿经过认为是"有效治疗"而收不到应有效果时。

5. 患儿具有某种中毒征象。

【诊断】

1. 对疑为中毒患儿，应从以下几方面进行诊断

（1）详细询问患儿发病经过、病前饮食内容、生活情况、活动范围、家长职业、环境中有无有毒物品、家中常备药品、经常接触哪些人、同伴小儿是否患病等。

（2）现场检查需注意周围环境是否留有毒物，尽可能保留患儿饮食、用具以备鉴定。

（3）体检时注意有无具有诊断意义的中毒特征。

（4）仔细查找呕吐物、胃液、粪便中有无有毒物残渣。

（5）化验检查协助诊断。

（6）符合某种中毒表现，而无法询问证实，可先试用该种毒物的特效解毒药作为诊断性治疗。

（7）毒物鉴定是诊断中毒最可靠的方法。

2. 对已知中毒的患儿，应弄清毒物名称、用量及经过时间，发现中毒后采取什么措施，对口服中毒者应详细询问是否发生呕吐，呕吐距离服毒时间，呕吐量，借以估计毒物残留、吸收、排泄情况，以便正确处理。

【治疗原则】

1. 严密注意病情：首先要注意患儿一般情况，特别是神志、呼吸和循环状态，对重症患儿要边检查边治疗。

2. 清除未被吸收的毒物

（1）接触中毒者：立即脱去污染的衣物，用清水冲洗污染的皮肤，特别注意毛发和指甲部位，不溶水的适当用溶剂、拮抗剂等清洗，强酸、强碱中毒忌用中和剂。皮肤

黏膜糜烂、溃疡的彻底清洗后敷消炎粉防治感染，毒物溅入眼睛的用生理盐水冲洗。

（2）吸入中毒者：立即脱离有毒现场，呼吸新鲜空气，吸出呼吸道分泌物，严重者送高压氧舱。

（3）口服中毒者

①催吐：一般适用于中毒时间较短（4～6 h）者，对年龄较大、神志清楚、能与医务人员合作者，常用手指、筷子、压舌板刺激咽部引起反射性呕吐。持续惊厥，昏迷，服强腐蚀剂、煤油或严重心脏病，食管静脉曲张时不宜催吐。

②洗胃：中毒在 8 h 以内者需洗胃，油类毒物可在胃内残留 12 h 以上。洗胃方法是经鼻或经口插入胃管后，用 50 ml 注射器抽吸，直至洗出液清澈为止，首次抽出物送毒物鉴定。常用的洗胃液有：温水、鞣酸、高锰酸钾（1：10 000）、碳酸氢钠（2%～5%）、生理盐水或 0.45% 氯化钠溶液。强酸、强碱等腐蚀性物质中毒者或食管静脉曲张的患者，一般列为洗胃禁忌。

③导泄：中毒时间在 10～12 h 或以上，或现场已经初步洗胃者。在催吐、洗胃后，常可选择导泻促进毒物排出。临床常用硫酸镁或硫酸钠 250 mg/kg 配成 20% 溶液口服，20% 甘露醇 2 ml/kg 口服或经胃管注入。

④灌肠：常用的灌肠液有 1% 肥皂水、1% 温盐水及清水。

⑤活性炭：儿童 10～30 g，成年人 30～100 g。活性炭不吸附金属、无机盐、酒精、酸或碱。

3. 防止毒物吸收

（1）对皮下肌内注射中毒或蛇咬伤、蝎蜇中毒的处理：注射处近心端用止血带结扎，若毒物注入不久，于注射部位注射 1：1000 肾上腺素 0.3～0.5 ml，或局部放置冰袋，使血管收缩、延缓毒物吸收，若强毒注入，应局部切开吸引和冲洗。

（2）口服中毒处理：在催吐、洗胃当中或其后应给予拮抗剂。如中和解毒、氧化解毒、沉淀解毒、吸附解毒，转化为无毒化合物，保护胃肠黏膜。

4. 促使已吸收的毒物排泄

（1）利尿：大多数毒物进入机体后经由肾排泄，因此加强利尿是加速毒物排出的重要措施。患儿症状较轻或没有静脉滴注条件时，可让其大量饮水。可应用利尿药，常用呋塞米 $1 \sim 2$ ml/kg 静脉注射；20% 甘露醇 $0.5 \sim 1$ g/kg 静脉滴注。大量利尿时应注意适当补充钾盐。保证尿量每小时 $6 \sim 9$ ml/kg。

（2）血液净化方法

①透析疗法：可采用透析疗法增加毒物排出。透析疗法有多种，常用的血液透析是更好的透析方法，能代替部分肾功能，将血液中的有毒物质和身体的代谢废物排除。

②血液灌流法：此法是将患儿血液经过体外循环，用吸附剂吸收毒物后再输回体内，应用指征与血液透析相同，有的毒物血液透析不能析出，用血液灌流则有效。

③血浆置换：清除患儿血浆蛋白结合的毒物。

5. 高压氧舱疗法：适用于各种中毒引起的严重缺氧。

第五节　心肺脑复苏抢救

【病史采集】

1. 急性上下气道梗阻：多见于肺炎，呼吸衰竭痰堵，气管异物，胃食管反流，喉痉挛，喉头水肿，严重哮喘状态，强酸、强碱所致气道烧伤等。

2. 严重肺组织疾病：如重症肺炎、呼吸窘迫综合征等。

3. 意外及中毒：如溺水、颈绞缢、药物中毒等。

4. 中枢神经系统抑制：颅脑损伤、炎症、肿瘤、脑水肿、脑疝等。

5. 胸廓损伤或双侧张力性气胸。

6. 肌肉神经疾患：如感染性多发性神经根炎、肌无力、进行性肌营养不良晚期、皮肌炎等。

7. 继发于惊厥或心搏骤停后。

8. 代谢性疾患：如新生儿低血钙症、低血糖症、甲状腺功能低下。

9. 婴儿猝死综合征。

10. 心搏骤停

（1）继发于呼吸功能衰竭或呼吸停止的疾患：如肺炎、窒息、溺水、气管异物等，是小儿心搏骤停最常见的原因。

（2）手术、治疗操作和麻醉意外：可能与缺氧、麻醉过深、心律失常、迷走反射等有关。

（3）外伤及意外：颅脑或胸部外伤、烧伤、电击及药物过敏。

（4）心脏疾病：病毒性或中毒性心肌炎、心律失常、阿-斯综合征等。

（5）中毒：氯化钾、洋地黄、奎尼丁、氟乙酰胺类灭鼠药等。

（6）严重低血压。

（7）电解质平衡失调：如高血钾、酸中毒等。

（8）婴儿猝死综合征。

（9）迷走神经张力过高。

【检查】

呼吸心搏骤停常有如下临床表现。

1. 突然出现昏迷，一般心搏骤停 8 ～ 12 s 后出现，部分患儿有一过性抽搐。

2. 瞳孔散大，心搏骤停 30 ～ 40 s 后开始扩大。

3. 大动脉搏动消失。

4. 心音消失及心动过缓，如年长儿心率小于 30 次 /分，新生儿小于 80 次 / 分，产房新生儿小于 60 次 / 分，均需进行心脏按压。

5. 呼吸停止或严重呼吸困难。

6. 心电图显示等电位线，或电机械分离或室颤。

7. 眼底变化：眼底血管血流缓慢或停滞，血细胞聚集呈点彩样改变，提示脑血流已中断，脑细胞即将死亡。

【诊断】

如能早期掌握心搏骤停前的先兆，及时判断并尽早实施心肺复苏术常可提高患儿存活率，临床上迅速而准确的诊断依据是：

1. 突然出现昏迷。

2. 大动脉搏动消失。

3. 呼吸停止。

与成人相比，小儿心搏骤停很少原发于心脏疾病，而多为严重疾病的终末结果，在儿科多为呼吸停止造成的严重低氧血症和高碳酸血症所致，先引起呼吸骤停，继而心搏骤停，因此保持呼吸道通畅是复苏成功的关键措施之一。

【治疗原则】

标准心肺复苏程序内容包括：①基本生命支持（basic life support，BLS），②进一步生命支持（advanced life support，ALS），③延续生命支持（prolonged life support，PLS）。

1. 基本生命支持（basic life support，BLS）：是心肺复苏的第一阶段，主要目的是建立人工循环，保持呼吸道通畅和人工呼吸，即心肺复苏 CAB，包括胸外按压（circulation，C），开放气道（airway，A），建立人工呼吸（breathing，B）。

2. 进一步生命支持（advanced life support，ALS）：经过 BLS 后应采取进一步生命支持，是心肺复苏（CPR）的第二阶段，主要目的是努力恢复自主心律和自主呼吸，以保证生命体征基本稳定，其中包括心肺复苏药物的使用。

（1）氧气：即使口对口人工呼吸方法正确，心外按压方法无误，心输出量也仅为正常的 25% ～ 30%，只能提供正常需氧量的 16% ～ 17%，肺泡氧张力不超过 80 mmHg，复苏时许多因素均可导致严重低氧血症，常并发心律失常，故复苏时需要用纯氧，无须顾忌氧中毒。扩张的瞳孔缩小为氧合作用及血液灌注适宜的最早征象，此后皮肤黏膜颜色转红润。

（2）肾上腺素：是目前复苏的首选药物。对心源性停搏、通气和氧疗后无反应的症状性心动过缓、非低血容量性低血压有确切的治疗作用，还可使心室颤动的频率减慢，增强电除颤效果。1:10 000 肾上腺素，静脉给药每次 0.1 ml/kg，气管内给药 0.1 mg/kg。3～5 min 后无效，可给大剂量，任何通道均为 0.1～0.2 mg/kg（1:1000 稀释）。2～3 次无效，可持续静脉滴注，速度 20 μg/（kg·min），直到心搏恢复，然后减量至 0.1～1 μg/（kg·min）。

（3）碳酸氢钠：在有效通气的情况下，严重酸中毒、高血钾，第一次应用肾上腺素效果不佳，可考虑应用。

（4）阿托品：用于治疗迷走神经张力增高所致的心动过缓、二度房室传导阻滞有一定作用，剂量每次 0.01～0.1 mg/kg，静脉注射，5 min 1 次，最大剂量不超过 1 mg。三度房室传导阻滞可加大剂量。合并酸中毒、低血压时阿托品无效。治疗电机械分离疗效不确定。

（5）钙：只有当心肺复苏后患儿有低血钙、高血钾、高血镁或钙通道阻滞剂过量时方可酌情使用。

（6）利多卡因：钠通道阻滞剂，通过抑制心脏自律性和室性异位起搏点，提高室颤阈值，为除颤首选药。常用于治疗因缺血缺氧、严重酸中毒和心肌本身病变所致室颤、频发室性早搏及室性心动过速。静脉、骨髓、气管内给药首次剂量均为 1 mg/kg，加 5% 葡萄糖 10 ml 稀释后静脉推注，气管内加蒸馏水至 3～5 ml。必要时 5～10 min 可重复应用。总量不超过 5 mg/kg。也可首次给药后，以 20～50 μg/（kg·min）持续静脉注射。

（7）甘露醇：复苏后多常规使用，0.5～1 g/kg，第一天 4～6 h 用药 1 次，以后酌情减量。

（8）其他：血管活性药物、肾上腺皮质激素、利尿剂、镇静剂等可酌情使用。

（9）除颤：儿童电极直径 4.5 cm，首次除颤 2 J/kg，无效可依次增加到 4 J/kg，6 J/kg。通常婴儿用 20～40 J，儿童用 70 J，青少年 100 J 为宜。

（10）临时心脏起搏器。

3. 延续生命支持（prolonged life support，PLS）。

【疗效评估】

1. 在保证生命体征基本稳定的基础上，积极开展脑复苏，主要目的是防止中枢神经系统后遗症的发生。CPR 的对象是各种原因引起的呼吸、心搏骤停患儿，经过基本生命支持和进一步生命支持后，患儿呼吸、心搏恢复，并不意味着 CPR 成功，小儿脑复苏是 CPR 最终达到的目的，只有脑功能得到完全恢复，才能称为 CPR 成功，因此脑功能在 CPR 中是否能完全恢复，目前已作为复苏成功的首要评价标准。将复苏的全过程称为心肺脑复苏（cardiopulmonary cerebral resuscitation，CPCR）。

2. 心肺复苏早期成功的征象有：①瞳孔缩小和光反射恢复；②睫毛反射出现；③肌张力增强甚至出现不自主运动；④自主呼吸恢复。

3. 小儿 CPCR 成功的标准为：心肺功能恢复至病前水平，无惊厥、喂养困难及肢体运动障碍，语言表达正常，智力无障碍。

第二部分　小儿外科疾病

第一章

腹膜后肿瘤

第一节　肾胚胎瘤

【病史采集】

1. 入院 24 h 内完成病历记录。

2. 内容包括腹部包块发现的时间、部位、质地。

3. 有无腹痛、血尿、食欲不振。

4. 是否合并高血压以及其他先天畸形。

【检查】

应做静脉肾盂造影、肾功能检查、胸部 X 线片、B 超检查。必要时做腔静脉造影及多普勒超声，了解腔静脉有无侵犯。应做 CT 扫描。

【诊断】

1. 根据病史和临床检查可以做出初步诊断。

2. 根据手术所见和病理检查可做出分期诊断。

（1）Ⅰ期：肿瘤局限在肾内，包膜完整。

（2）Ⅱ期：包膜已被侵犯。

（3）Ⅲ期：包膜被穿破，腹内有非血源性的种植，并且不能完全切除。

（4）Ⅳ期：肿瘤已血源性转移至肝、肺、骨或脑。

（5）Ⅴ期：双侧肾母细胞瘤。

3. 凡诊断不明确者应与肾积水、神经母细胞瘤、后腹膜畸胎瘤等做鉴别诊断。并做相关的 B 超、肾盂静脉造影、X 线、CT 等检查。

【治疗原则】

诊断确定后尽早用手术、放疗、化疗的综合措施。

1. 手术：是首要的，包括检查对侧肾、切除肿瘤、动脉旁淋巴结切除或取标本活检。由于本病预后相对较好，转移瘤亦可考虑手术切除。

2. 化疗：Ⅱ期或Ⅲ期，部分Ⅰ期术后用放线菌素 D 和长春新碱，Ⅳ期和Ⅴ期则术前就开始使用。较晚期者可加用多比柔星（阿霉素）。

3. 放疗：用于Ⅲ期至Ⅴ期，大剂量放疗在小儿易引起并发症。

4. 双侧肾胚胎瘤的治疗：术前化疗至少 4 周，如肿瘤未见缩小，可加用阿霉素及放疗。手术原则是尽可能保留肾组织。如能保留患肾 2/3 以上，可做单纯肿瘤切除术或肾部分切除术。

【预后】

病理组织类型，临床分期与预后密切相关。未分化型且弥散分布者预后差。

第二节　神经母细胞瘤

【病史采集】

1. 入院 24 h 内完成病历记录。

2. 腹部包块发现的时间，包块是否实质结节状，有无腹痛、关节痛、消瘦、贫血等。皮肤、眼眶有无异常。

【检查】

应包括儿茶酚胺的代谢产物 VMA 测定、骨髓穿刺查瘤细胞、静脉肾盂造影、腹部 X 线片、B 超、CT、MRI 检查。

【诊断】

1. 根据腹部包块等临床表现以及上述检查的阳性发现可做出明确诊断。

2. 根据临床、手术所见及病理检查可做出分型及分期。

典型神经母细胞瘤：未分化、未成熟恶性肿瘤，无包膜，广泛浸润周围组织。神经节细胞瘤：为良性有完整包膜，含已分化成熟的神经节细胞。神经节神经母细胞瘤：为前两者的中间或过渡型，可含或不含包膜。

（1）Ⅰ期：肿瘤限于原发组织或器官，可完全切除。

（2）Ⅱ期：肿瘤已超越原发组织或器官，但未超越中线。

（3）Ⅲ期：肿瘤超越中线。

（4）Ⅳ期：肿瘤远处转移至骨骼、各种器官、软组织或远处淋巴结。

（5）Ⅳ～S期：肿瘤在Ⅰ期或Ⅱ期，但肝、皮肤或骨髓有转移病灶。

3. 凡诊断不明确者应与肾积水、肾胚胎瘤、后腹膜畸胎瘤、肝母细胞瘤、急性白血病等做鉴别诊断。并做相关检查。

【治疗原则】

采用手术、放疗、化疗的综合措施。

1. 手术：即使外科手术完整切除肿瘤，60% 病例已有远处转移。

2. 放疗：为切除或部分切除原发肿瘤后的辅助手段，或转移瘤的姑息治疗。

3. 化疗：包括使用环磷酰胺、长春新碱、阿霉素、达卡巴嗪（氮烯咪胺）。

4. 自身骨髓在清除肿瘤细胞后再移植回体内的方法有报道用于晚期及复发的病例，初步报告有较好疗效。

【预后】

取决于病理类型、临床分期、患者的年龄及原发肿瘤的部位。年龄小者，完整切除率高，预后较好。

第二章

先天性消化道畸形

第一节　先天性肥厚性幽门狭窄

【病史采集】

1. 入院 24 h 内完成病历记录。

2. 主要内容包括呕吐发生的时间，是否为喷射性，是否含胆汁，是否含咖啡色液。

3. 有无消瘦、营养不良。

4. 有无呼吸浅慢现象（碱中毒）。

【检查】

1. 注意上腹部逆蠕动波、右上腹橄榄形质硬包块。

2. X 线钡餐检查幽门管改变。超声检查幽门肌肉肥厚程度。

3. 血液电解质检查。

【诊断】

1. 出生后 2～3 周呕吐白色奶块，逐渐加重，右上腹扪及包块，钡餐检查或超声检查幽门肥厚阳性发现者可做出明确诊断。

2. 诊断不明确时应与胃食管反流、食管裂孔疝、幽门痉挛、各种先天性因素引起的十二指肠梗阻、喂养不良等鉴别。腹部立卧位 X 线片、钡餐检查等有助鉴别。有条件时可做食管内压力、pH 监测。

【治疗原则】

如诊断确定，需手术治疗。

1. 手术方式选择：幽门肌切开术。

2. 术前准备：胃管减压，吸除胃内内容物，温盐水洗胃。对严重脱水和营养不良者，术前可给予静脉高营养。

3. 术后饮食：可从术后 4 h 开始，少量、多次，术后第 3 日起正常喂养。如术中做了十二指肠黏膜修补，则应推迟进食时间，术后继续保留胃管，考虑使用抗生素预防腹腔感染。

【疗效标准】

1. 治愈：经治疗症状消失。

2. 好转：经治疗症状减轻。

3. 未愈：未达到上述标准。

【出院标准】

凡达到治愈或好转，病情稳定者可出院。

第二节　先天性肠旋转不良

【病史采集】

1. 入院 24 h 内完成病历记录。

2. 内容包括呕吐发生的时间、频率，是否含有大量胆汁。

3. 有无大便，如出现血性大便可能已发生肠扭转、肠坏死。

4. 少数患儿因胆总管受压可出现高胆红素血症、黄疸。

5. 年长患儿记录以往发作的时间、治疗经过。

【检查】

应做的检查包括肛门指诊、腹部立位 X 线片、钡灌肠。

【诊断】

1. 具有发作性胆汁性呕吐病史，立位 X 线片可见上腹部"双泡征"，钡灌肠见盲肠位置异常者可做出明确诊断。

2. 凡诊断不明确者应鉴别引起高位肠梗阻的先天性十二指肠闭锁或狭窄、环形胰腺，以及肠系膜上动脉综合征。钡灌肠确定盲肠位置等可以协助诊断。

【治疗原则】

有高位肠梗阻症状者应早期手术；有肠道出血、腹膜炎体征者应急诊手术。

1. 手术方式选择：拉德手术（Ladd operation）。

2. 术前准备：胃肠减压，纠正水、电解质紊乱。

3. 术后处理：继续胃肠减压，维持水电解质平衡，术后第 3 天与第 4 天喂给葡萄糖水，如无呕吐，即可开始少量喂奶或流质饮食。

【疗效标准】

1. 治愈：经治疗症状消失。

2. 好转：经治疗症状缓解。

3. 未愈：未达到上述标准。

【出院标准】

凡达到治愈或好转者，病情稳定者可以出院。

第三节　先天性肠闭锁

【病史采集】

1. 入院 24 h 内完成病历记录。

2. 小儿出生后呕吐发生情况、呕吐物颜色。有无胎便排出。

3. 有无脱水、并发其他畸形。

4. 母亲产前 B 超检查有无异常发现，羊水多少。

【检查】

应做的检查包括腹部立位 X 线片，肛门指诊，血液电解质检查。忌用钡餐检查。

【诊断】

1. 出生后呕吐，含胆汁，不同程度的腹胀，无正常的胎粪排出，X 线检查提示完全性肠梗阻者可做出明确的诊断。

2. 凡诊断不明确又怀疑此症应做鉴别诊断，包括单纯性胎粪性肠梗阻、肠旋转不良、环形胰腺、新生儿期先天性巨结肠。钡灌肠可协助诊断。

【治疗原则】

诊断确定后应急诊手术。

1. 手术前准备：禁食，胃肠减压，备血，补充水及电解质，保暖。

2. 手术方法的选择：十二指肠闭锁用十二指肠侧侧吻合或十二指肠空肠吻合。十二指肠隔膜闭锁则切开肠腔、切除隔膜。小肠闭锁将膨大近端裁剪后首选端端吻合。

3. 手术后的处理：保暖、禁食，持续胃肠减压，维持水、电解质平衡。记录液体出入量。排便、胃液清亮后可去除胃肠减压，试喂糖水后，如无呕吐，可开始少量喂奶。

【疗效标准】

1. 治愈：手术后正常饮食、正常排便。

2. 好转：经治疗症状缓解或改善。

3. 未愈：未达到上述标准。

【出院标准】

凡达到临床治愈或好转，情况稳定者可出院。

第四节　先天性巨结肠

【病史采集】

1. 入院 24 h 内完成病历记录。

2. 病历采集的内容应包括出生时体重，胎便排出时间及便秘程度、间隔时间，有无腹泻便秘交替、高热、脱水、酸中毒史，大便的形状、气味，诱导排便的原因，营养及其他情况。

3. 同时应询问家族史及发育情况、智力及代谢状况。

【检查】

1. 急诊入院者需在 15 min 内完成体检，尤其要注意腹胀情况，有无粪块、巨大肠襻、压痛，肛门指检情况及营养状况。

2. X 线钡灌肠应在住院后 2 天内完成，其是诊断先天性巨结肠症的主要辅助检查之一。必要时可行直肠黏膜及肌层活检或肛门-直肠测压法、直肠黏膜组织化学检查法。

3.实验室检查应包括：三大常规，血电解质，血浆蛋白，肝、肾功能等。

【诊断】

1.根据典型病史及体征，结合X线检查可初步做出诊断。

2.根据痉挛段的长短，还将其分为6型。

（1）超短段型。

（2）短段型。

（3）常见型。

（4）长段型。

（5）全结肠型。

（6）结肠小肠型。

3.诊断不明者可行直肠黏膜肌层活检或肛门-直肠测压法、直肠黏膜组织化学检查法。并与呆小病、甲状腺功能减退症等疾病相鉴别。

【治疗原则】

先天性巨结肠症以手术治疗为主。

1.保守治疗：包括洗肠、肛管排气、扩肛及用泻药等。

2.手术治疗

（1）肠造瘘

适应证：

1）巨结肠危象。

2）不能控制的小肠结肠炎。

3）营养不良、贫血，经不起Ⅰ期根治手术者。

4）长段型巨结肠治疗困难者。

（2）取活检：诊断可疑时取活检确诊。

（3）根治术

1）术前准备，一般为10～15天或以上。

①洗肠。

②给予易消化、高蛋白、高维生素的饮食，术前一周

要给少渣或无渣饮食，纠正水电解质平衡紊乱或给予静脉高营养。

③术前给肠道杀菌药。

2）手术方式

① Duhamel's 法。

② Soave's 法。

③ Swenson's 法。

④ Rehbein's 法。

⑤ Ikada's 法。

3）处理并发症。

4）病情复杂请上级医师会诊并转专科医院治疗。

【疗效标准】

1. 治愈：临床症状及体征基本消失，并发症消失。

2. 好转：症状及体征好转。

3. 未愈：未达到上述标准。

【出院标准】

临床治愈、病情稳定者可出院。

第三章

小儿急腹症

第一节　肠套叠

【病史采集】

1. 入院 24 h 内完成病历记录。

2. 是否有阵发性哭闹或腹痛、腹部包块及腹胀的情况，是否伴有呕吐及有无果酱样血便等，治疗的经过和对治疗的反应。

【检查】

1. 体格检查重点注意检查腹部情况，做肛门指诊。

2. 怀疑肠套叠必须行空气或钡灌肠检查，行腹部 B 超检查。

3. 血常规检查及血电解质检查是必要的。

【诊断】

1. 凡具有典型的阵发性哭闹、呕吐、果酱样血便和腹部腊肠样包块等可做出诊断。

2. 凡临床症状不典型又怀疑为肠套叠，可以利用空气或钡灌肠检查及其他相关检查来帮助诊断。

3. 肠套叠的鉴别诊断包括细菌性痢疾、蛔虫肠梗阻、腹型紫癜、直肠脱垂等。X 线检查、B 超检查及实验室常规化验检查有利于诊断及鉴别诊断。

【治疗原则】

1. 肠套叠的治疗包括非手术治疗和手术治疗。

2. 非手术治疗包括空气或钡灌肠等方法，这既是诊断过程又是治疗过程，应严格掌握其适应证和禁忌证。适应证为发病时间不长而全身情况尚好的病例。禁忌证为发病时间长而全身情况显著不良者；腹部异常膨胀，X线透视可见小肠严重积气，并有多数张力性液平面者；肠套叠达到脾曲的远端者；试用空气灌肠时如逐步加压而肠套叠阴影仍不移动，形态不变者。

3. 对空气灌肠复位的鉴定包括碳剂试验等方法。

4. 空气或钡剂灌肠如出现肠穿孔等情况，必须立即用粗针头行腹部穿刺减压，并进行急诊手术。

5. 手术治疗应根据具体情况选择不同的手术方法。必要的术前准备包括补液、纠正水盐失衡、胃肠减压、给氧、退热等，对于手术后的康复是有益的。

6. 病情复杂或处理困难者，须请相应专科或上级医生会诊或转专科医院治疗。

7. 根据病情及手术情况，有条件者可住入 ICU 病房。

8. 处理并发症如切口感染及裂开、感染性休克、肠坏死及穿孔、肠粘连等。

【疗效标准】

1. 治愈：经空气或钡剂灌肠或者经过手术治疗肠套叠修复，症状消失，各项并发症均已治愈。

2. 未愈：未达到上述标准。

【出院标准】

凡达到临床治愈，病情相对稳定者可出院。

第二节　急性阑尾炎

【病史采集】

1. 入院 24 h 内完成病历记录。

2. 病历采集的内容应该包括腹痛的发生时间、部位、性质、诱因、变化，是否伴有恶心、呕吐、腹泻及便秘，体温的变化，有无合并症及并发症，治疗的经过和对治疗的反应。

【检查】

1.体格检查重点注意腹部的视、触、叩、听。检查动作必须轻柔仔细。

2.血常规检查及其他有关化验检查是必需的。

3.必须进行胸部 X 线检查。

【诊断】

1.结合典型的病史、症状、体征及化验检查，即可做出诊断。

2.对于可疑的患儿应严密动态观察，反复比较腹部及全身情况的变化以及对治疗的反应。

3.阑尾炎的鉴别诊断应包括急性肠系膜淋巴结炎、急性胃肠炎、肠蛔虫病、过敏性紫癜、Meckel 憩室炎、肺炎、原发性腹膜炎等。X 线检查、B 超检查有利于诊断和鉴别诊断。必要时可行腹部穿刺检查。

【治疗原则】

1.小儿阑尾炎无论何种病型应早期手术治疗，并配合补液、纠正脱水、抗生素应用等。

2.手术方式应根据术中具体情况而定。

3.对于阑尾周围脓肿应依据发病时间、全身状况、腹部体征等情况的不同而做出相应处理，包括手术治疗和非手术治疗。

4.处理并发症如切口感染、残余脓肿、粪瘘、肠梗阻等。

5.病情复杂或处理困难者，需请相应专科或上级医生会诊，或转专科医院治疗。

【疗效标准】

1.治愈：经治疗，症状消失，各项并发症均已治愈。

2.好转：经治疗，病情明显好转或稳定，各种并发症好转。

3.未愈：未达到上述标准。

【出院标准】

凡达到临床治愈或好转，病情稳定者可出院。

第三节 原发性腹膜炎

【病史采集】

1. 入院 24 h 内完成病历记录。

2. 腹部体征及症状的发生、发展、时间、部位、性质及患儿全身情况如神志、体温及对外界的反应。

【检查】

1. 入院后 15 min 内必须完成体格检查。

2. 辅助检查应包括三大常规，血、尿淀粉酶，腹部立位 X 线片，B 超等，必要时行腹腔穿刺抽脓并进行培养及药敏试验。

【诊断】

1. 具有腹膜炎症状和体征，且排除了继发性腹膜炎者可明确诊断。

2. 有肝、肾病者，合并腹膜炎，更应考虑本病。

3. 诊断困难者应与胰腺炎、急性胃肠穿孔等病相鉴别。

【治疗原则】

诊断明确者，以非手术治疗为主。

1. 非手术治疗

（1）根据细菌的性质选用抗生素。

（2）输血和补液。

（3）放置胃管做持续胃肠减压。

（4）病情复杂，处理困难者请上级医师会诊及转专科医院治疗。

2. 手术治疗：主要用于诊断不明者，其主要目的为探查及引流。对于诊断明确而中毒症状重者亦有必要手术治疗。

3. 处理并发症。

【疗效标准】

1. 治愈：症状、体征及并发症消失。

2. 好转：症状及体征好转。

3. 未愈：未达到上述标准。

【出院标准】

临床治愈、病情稳定者可以出院。

第四节 先天性肾盂输尿管连接处梗阻性肾积水

【病史采集】

1. 入院 24 h 内完成病历记录。

2. 病史内容包括腹部肿块或腹部膨隆的发现时间、大小变化规律；腹痛的部位与时间及与肿块大小变化之间的关系；血尿，消化道症状如恶心、呕吐；是否有尿路感染、高血压和尿毒症等并发症；诊断治疗经过、治疗反应；母亲妊娠期间羊水量的多少，术前 B 超情况。

【检查】

1. 入院体检除一般项目外，重点检查腹部体征，如肿块大小、位置、囊实性、触痛等。若有发热、剧烈腹痛、少尿等，应做急诊处理，入院 30 min 完成体检。

2. 辅助检查应该包括血常规、尿常规、肝肾功能、血电解质和凝血酶原时间、部分凝血活酶时间等有关化验以及 B 超和静脉肾盂造影检查。必要时做排尿性膀胱尿道造影、肾穿刺造影、逆行肾盂造影。有条件者，依情况选做肾盂测压、同位素肾图、放射性核素肾扫描等检查。

3. 术前必须明确对侧肾有无畸形及功能状态。

【诊断】

1. 根据病史、一侧或双侧腰腹部囊性包块体征及上述辅助检查可明确诊断。并判断是否合并有输尿管远端狭窄或膀胱输尿管反流所致输尿管扩张积水。

2. 需与肾母细胞瘤和胆总管囊肿鉴别。

【治疗原则】

1. 手术以解除梗阻为原则，尽量保留患肾。只有在患肾基本失去功能或有明显发育异常或并发感染形成脓肾，而且对侧肾功能良好者，方可施行患肾切除术。

2. 凡有并发症者都应手术治疗，无症状的轻度积水者，定期随访。目前断离式肾盂输尿管成形术最有效。

3. 双侧肾积水者，可双侧同期手术；也可先行轻侧手术，分期行另侧手术。

4. 对有严重感染或并发氮质血症者，先行非手术治疗，待感染控制、一般情况好转后再考虑手术治疗。

5. 对合并有重度膀胱输尿管反流或输尿管远端狭窄者，应分步施行肾盂成形术和抗反流的输尿管膀胱吻合术。

6. 保持引流通畅。

7. 处理并发症和合并症。

8. 病情复杂，处理困难，需请相应专科会诊或转专科医院治疗。

【疗效标准】

1. 治愈：经上述治疗，梗阻解除，临床症状消失，即为临床治愈。

2. 好转：临床症状部分消失或病情改善。

3. 未愈：未达到上述标准。

【出院标准】

1. 临床症状消失，病情稳定者则出院。

2. 好转病例，若短期内不具备手术条件，也可出院待术。

第四章

小儿骨科疾病

第一节　肱骨髁上骨折

【病史采集】

1. 24 h 内完成病史采集。

2. 病历采集的内容应该包括受伤原因、时间、姿势、落地部位、落地情况、畸形演变，尤其注意受伤平面以下血液循环、温度、运动、感觉等情况，治疗的经过及治疗后情况。

【检查】

1. 入院后进行体格检查，重点检查肘关节肿胀、畸形、功能情况、反常活动及患肢感觉等情况。

2. X 线应包括肘关节正侧位。

3. 在患侧桡动脉搏动不明确的情况下，有条件者，可测定肢端血氧饱和度。诊断不明者，可行健侧 X 线比较。

【诊断】

1. 有典型外伤病史、肘关节部位出现畸形、关节运动障碍、反常运动、肿胀等情况，结合 X 线情况可做出诊断。

2. 根据 X 线情况可分为伸直型、屈曲型，并确定移位程度。

3. 注意是否存在血管、神经损伤，缺血性肌挛缩，畸形愈合等并发症。

【治疗原则】

1. 整复肱骨髁上骨折，解剖复位不是主要的，侧方倾斜移位，旋转移位应予以矫正，而向内、外、后移位，如果没有成角是可以接受的。

2.手法复位、夹板或石膏固定：适用于就诊早，肿胀不严重，无张力性水疱，无神经、血管损伤等并发症的移位骨折。

3.经皮克氏针固定：就诊时间较早、肿胀不严重、移位骨折，可用此法。

4.牵引治疗：分为皮牵引和骨牵引二种。适用于骨折时间长、肿胀明显、骨折移位、骨折部位低或复位后固定困难者。

5.切开复位：经手法复位或牵引治疗失败或不稳定性骨折；严重血管、神经损伤，缺血性肌挛缩需手术探查者；陈旧性骨折，畸形愈合影响肘外形和功能。

6.处理并发症：如肱动脉损伤、神经损伤、缺血性肌挛缩症、肘关节畸形愈合等。

7.病情复杂、处理困难时，需请相应专科或上级医生会诊，或转入专科医院。

【预后】

1.优：骨折临床愈合，肘关节功能佳。

2.良：骨折尚能临床愈合，肘关节功能部分受影响。

3.差：超过上述限制，需进一步治疗。

【出院标准】

凡达功能性复位，病情相对稳定者可出院。

第二节　股骨干骨折

【病史采集】

1.入院 24 h 内完成病历记录。

2.病历采集的内容包括有较严重外伤史，如车祸、高处坠下史，受伤时间，有无伤口，是否经过急救与治疗，受伤前后局部及全身有无病理变化，既往同一部位是否有过外伤史。

【检查】

1. 入院后进行体格检查，重点检查患肢肿胀、畸形、功能情况。有严重外伤史还要注意全身情况及神经血管损伤等。

2. X 线片及其他相关检查，如血常规等。

【诊断】

1. 根据外伤史，伤后患肢局部肿胀严重、剧烈疼痛和压痛，并有成角、短缩畸形，可诊断本病。

2. X 线片可明确诊断及骨折移位情况，并与病理性骨折相鉴别。

3. 注意有无伤口及合并血管、神经损伤的相应体征。

【治疗原则】

1. 一般原则为矫正骨折后的成角和旋转畸形，但也需注意维持股骨长度，鉴于小儿骨折后有暂时性生长加快，塑形能力好，故断端不一定需要断端对位，允许断端 2 cm 内的重叠及 20° 以内成角。

2. 一般采用牵引治疗，牵引方法因年龄不同而异。2 岁以下患儿不论何部位骨折均采用悬吊牵引，牵引过程中密切注意足趾和下肢血循环的变化；3 岁以上患儿采用固定牵引法整复：皮牵引或骨牵引，牵引后 2 周内经常测量患肢的长度并与健侧对比，以防止短缩或过度牵引发生，并定期 X 线检查。

3. 手术治疗：小儿股骨干骨折很少有手术治疗的必要，只有严重开放性骨折，年龄较大的儿童骨折移位成角严重，经牵引不能满意矫正时等，可以考虑手术治疗，开放性骨折按开放性骨折处理原则进行。

4. 处理并发症如下肢不等长、内外翻、旋转畸形等。

5. 处理困难时，需请相应专科或上级医生会诊，或转专科医院治疗。

【疗效标准】

1. 治愈：骨折临床愈合，功能恢复。

2. 好转：骨折尚能达到临床愈合，功能部分恢复。

3. 未愈：未达到上述标准者。

【出院标准】

骨折后达到临床愈合或病情稳定者均可出院。

第三节　急性血源性骨髓炎

【病史采集】

1. 入院 24 h 内完成病历记录。

2. 疼痛发生的诱因、时间、部位、性质、有无跛行及功能障碍、全身症状的轻重、诊疗经过及治疗效果等。

【检查】

1. 体格检查除全身情况外，重点注意局部检查，并于压痛最明显处分层穿刺检查，注意穿刺的深度。

2. 辅助检查：做血常规、红细胞沉降率、血培养及穿刺液培养、X 线片等检查，有条件者可行 ECT 或 MRI 检查。

【诊断】

1. 根据起病时有急性败血症的全身症状，要注意新生儿和小婴儿往往全身症状轻微，甚至体温不升。初期患肢持续剧烈疼痛，广泛均匀肿胀，呈假性瘫痪，随病情发展，若骨膜发生穿孔，疼痛有些减轻，可初步诊断本病。

2. 骨膜下或骨髓腔穿刺抽出脓性液或 X 线片检查有骨质破坏，可确诊为急性血源性骨髓炎。

3. 可疑病例，应与关节炎、蜂窝织炎、脓肿等相鉴别。

【治疗原则】

1. 应力争尽早治疗。

2. 早期静脉联合使用大剂量有效抗生素 2 周，感染控制后抗生素改口服，至少再用药 3 周。

3. 穿刺有脓液或 X 线片上有骨破坏时，可行手术引流。

4. 支持治疗，对症处理。

5. 患肢制动，预防病理性骨折。

6. 病情复杂，处理困难时，应请专科医生或上级医生会诊，必要时转专科医院治疗。

【预后】

　　骨的急性感染若不能彻底控制，则可能一时缓解以后复发或转为慢性骨髓炎。

【出院标准】

　　凡体温、红细胞沉降率、血常规恢复正常，病情相对稳定者可出院，定期门诊复查。

第三部分　眼耳鼻喉疾病

第一章

眼部常见疾病

第一节　睑腺炎

【病史采集】

　　1. 眼睑腺体与睫毛毛囊的急性化脓性炎症。

　　2. 多见于儿童。

【分类】

　　1. 根据发病部位不同，可分为外睑腺炎和内睑腺炎两种。

　　2. 化脓性细菌（以葡萄球菌多见）感染，引起睫毛毛囊皮脂腺或汗腺的急性化脓性炎症，称外睑腺炎，而引起睑板腺急性化脓性炎症的，则称内睑腺炎。

【诊断】

　　1. 外睑腺炎：睑缘部红、肿、热、痛，触痛明显。近外眦部者常伴有颞侧球结膜水肿。数日后，睫毛根部出现黄脓点，溃破排脓后痊愈。炎症严重者，常伴同侧耳前淋巴结肿大、压痛，或可伴有畏寒、发热等全身症状。

　　2. 内睑腺炎：眼睑红肿较轻，但疼痛较甚。眼睑红、肿、热、痛，睑结膜面局限充血、肿胀，2～3日后其中心可见黄脓点。自行穿破，脓液排出后痊愈。

【治疗原则】

　　1. 脓肿形成前，应局部热敷，使用抗生素滴眼液与眼膏。

　　2. 反复发作及伴有全身反应者，可口服抗生素类药物。

　　3. 脓肿成熟时需切开排脓。应注意，对外睑腺炎，其皮肤切口方向应与睑缘平行；对内睑腺炎，则其睑结膜面切口方向须与睑缘垂直。切忌挤压排脓，以免细菌随血流进入海绵窦引起脓性栓塞而危及生命。

第二节 新生儿泪囊炎

【病史采集】

1. 先天性泪道发育障碍所致。

2. 多为鼻泪管下端管腔被先天性残存膜封闭。

【检查】

1. 临床表现：常为单侧。病情缓慢，症状较轻。

2. 患儿溢泪、分泌物增多。

3. 有时泪囊区可略隆起，压迫泪囊有分泌物溢出。

【诊断】

仔细检查外眼情况，必要时也可行分泌物细菌培养及药物敏感试验。

【治疗原则】

1. 每日数次按摩泪囊，局部使用抗生素滴眼液。

2. 以生理盐水高压冲洗泪道或仔细探通，可使鼻泪道通畅而痊愈。

3. 如泪道探通失败则手术。

【预后】

1. 泪道探通失败，需入院治疗。

2. 患儿定期随访，泪道冲洗 1 ～ 2 周，3 ～ 6 个月后拔管。

【出院标准】

1. 一般情况良好，溢泪消失。

2. 鼻泪管置管位置正。

3. 没有需要处理的并发症。

第三节 急性卡他性结膜炎

【病史采集】

1. 急性卡他性结膜炎俗称"红眼"或"火眼"，是由细菌感染引起的常见的急性流行性眼病。

2. 发病有季节性，夏、秋两季多见，多为双眼发病。

3. 其主要特征是发病急，结膜明显充血，有脓性或黏液脓性分泌物。

4. 有自愈倾向，病程多为 2～4 周。

【检查】

1. 常见的致病菌为 Koch-Weeks 杆菌、肺炎球菌、流感嗜血杆菌、金黄色葡萄球菌。后两种细菌平常寄生于结膜囊内，不引起结膜炎，但在发生其他结膜病变及局部或全身抵抗力降低时有时也可引起急性结膜炎的发作。

2. 细菌可通过多种媒介直接接触结膜。

3. 在公共场合、集体单位（如幼儿园、学校及家庭）可迅速蔓延，导致广泛流行。

4. 在春秋季节，各种呼吸道疾病盛行，结膜炎致病菌有可能经呼吸道传播。

【诊断】

1. 临床表现

（1）自觉患眼刺痒，有异物感，严重时有眼睑沉重感及畏光、流泪、烧灼感。

（2）有时因分泌物附着在角膜表面瞳孔区，造成暂时视物不清，冲洗后即可恢复视力。

（3）眼睑肿胀，睑、球结膜明显充血呈鲜红色，以睑部及穹隆部结膜最为显著。

（4）有大量脓性或黏液脓性分泌物，严重者在结膜面可有假膜出现，又称假膜性结膜炎。

（5）球结膜下散在点、片状出血。

（6）角膜并发症主要是由 Koch-Weeks 杆菌引起，表现为卡他性角膜边缘浸润及溃疡，病变开始呈浅层点状浸润，以后浸润互相融合，遗留云翳。

2. 实验室检查

（1）细菌学检查：分泌物涂片或结膜刮片可分离发现致病菌，必要时可做细菌培养和药敏试验。

（2）细胞学检查：分泌物涂片或结膜刮片可见多形核白细胞增多。

【治疗原则】

1. 在发病早期和高峰期做分泌物涂片或结膜刮片检查，确定致病菌，并做药敏试验，选择有效药物治疗。一般病程晚期细菌学检查阳性率较低。保持局部清洁，不遮患眼，及时彻底控制感染，防止复发和交叉感染。

2. 冲洗结膜囊：对分泌物多的患者，可用 1：10 000 ～ 1：5000 氯化汞溶液、3% 硼酸溶液或生理盐水冲洗结膜囊；若分泌物不多，消毒棉签蘸上述溶液清洁眼部。

3. 局部选用眼药水（膏），如妥布霉素滴眼液，每 4 h 滴 1 次，睡前用妥布霉素眼膏或 0.5% 红霉素眼膏涂眼，防止眼睑粘连，同时使药物在结膜囊内保留较长时间。在并发角膜炎时，应按角膜炎处理。

4. 治疗要及时、彻底，防止复发。

第四节 弱视

【病史采集】

1. 眼球无明显器质性病变，而单眼或双眼矫正视力仍达不到 0.8 者称为弱视。

2. 我国弱视标准为矫正视力 ≤ 0.8 或两眼视力差 ≥ 2 行。

3. 弱视是一种严重危害儿童视功能的眼病，如不及时治疗可引起弱视加重。

【检查】

1. 斜视性弱视：发生在单眼，患儿有斜视或曾有过斜视，常见于四岁以下发病的单眼恒定性斜视患儿。

2. 屈光参差性弱视：因两眼不同视，两眼视网膜成像大小清晰度不同，屈光度较高的一眼黄斑部成像大而模糊，引起两眼融合反射刺激不足，不能形成双眼单视，从而产生被动性抑制，两眼屈光相差 300 度以上者，屈光度较高常形成弱视和斜视。

3.屈光不正性弱视：多为双眼性，发生在高度近视、近视及散光而未戴矫正眼镜的儿童或成年人，多数近视在600度以上，远视在500度以上，散光≥200度或兼有散光者。双眼视力相等或相似。

4.失用性弱视（形觉剥夺性弱视）：在婴儿期，由于上睑下垂、角膜混浊、先天性白内障，或因眼睑手术后遮盖时间太长等原因，使光刺激不能进入眼球，妨碍或阻断黄斑接受形觉刺激，因而产生了弱视，故又称遮断视觉刺激性弱视。

5.先天性弱视或器质性弱视：在出生的过程中，新生儿可能有视网膜或视路出血，影响了视觉功能的正常发育，形成弱视。眼球震颤也可能是先天性弱视的一个原因。先天性弱视的治疗相当困难，矫正屈光不正之后，即使经过弱视训练，视力也难提高。

【诊断】

1.临床表现

（1）视力减退：经屈光矫正后视力不足0.8者为弱视。视力低于0.1者为重度弱视，视力0.2～0.5者为中度弱视，视力0.6～0.8者为轻度弱视。

（2）视标分辨力变化：对排列成行的视标分辨力较差，而对单个视标分辨力较高。

（3）眼位偏斜：眼位偏斜较恒定的一眼，常为重度弱视眼。

（4）异常固视：如用中心凹以外的某点注视为旁中心固视，分中心凹旁、黄斑旁及周边注视等。

（5）眼球震颤。

2.检查

（1）视力检查：一般做常规远、近视力检查。少数患者必要时可做视觉诱发电位以测定其客观功能。

（2）外眼与检眼镜检查。

（3）屈光检查：儿童弱视诊断前必须用睫状肌麻痹药物散瞳验光。有内斜视者、中度远视及散光显著者，必须用 1% 阿托品眼膏在验光前两眼用 3 日，每日 3 次，每次米粒大小。对正在上学的儿童或近视者等，可用美多丽滴眼液（复方托吡卡胺滴眼液）散瞳验光，即当天散瞳，每 10 min 1 次，共 3 次后验光。

（4）斜视度检查。

（5）注视性质检查。

（6）立体视觉检查。

【治疗原则】

1. 配戴眼镜：多数患者首先需要配戴正确合适的矫正眼镜，以较低的度数，获得最好的视力并结合眼位情况，进行配戴。正确戴镜是治疗弱视的首要关键。

2. 遮盖疗法：是治疗弱视的重要方法之一，遮盖健眼越彻底越好，强迫弱视眼注视，为防遮盖眼视力下降，每周放开 1 日，4 岁以下的幼儿按年龄适当递减遮盖时间，12 h 遮盖或上午、下午各遮盖 2 h 等，定期复查视力，防止健眼的视力减退。

3. 其他治疗方法

（1）视觉刺激疗法：CAM 视刺激仪，适用于中心注视的弱视。

（2）红色滤光片及发光二极管闪烁治疗，适用于偏心注视的患者。

（3）刷状内视治疗，适用于偏心注视的患者。

（4）后像疗法，适用于偏心注视的患者。

（5）压抑疗法（光学、药物疗法）。

4. 矫治法：对有斜视的弱视患者应先矫治弱视后再做手术矫正眼位，否则效果不稳定，易复发或过矫。但眼位矫正后视力却有不同程度的提高。

【预后及转归】

1. 弱视的疗效与年龄（包括发病年龄与治疗开始的年龄）、弱视的程度、弱视的类型、注视性质等密切相关。一般学龄前疗效较好，发病早、治疗晚、程度重、偏心注视者，疗程长、预后差。到青春期后多数治疗无望。

2.疗效评价标准

（1）无效：视力退步、不变或提高1行。

（2）进步：视力提高2行或2行以上。

（3）基本痊愈：矫正视力提高至0.9或以上。

（4）痊愈：经过3年随访，视力仍保持正常。

第五节 眼外伤

【病史采集】

病史询问致伤原因、部位、时间、致伤地点及周围环境、致伤物、受伤后是否经过处理、以往视力状况及眼病史、全身性疾病是否经过处理。

【检查】

1.全身情况：先检查生命体征，注意有无颅脑等重要器官及其他器官损伤，如肝脾有无受损、呼吸道有无阻塞。有危及生命的其他病情时，应请有关科室先行处理，待生命体征稳定后再行眼科检查。

（1）视力：包括裸眼、矫正、小孔视力等，根据患者情况尽可能详细检查并准确记录，以判断视功能状态。

（2）外眼：仔细检查眼睑、结膜、泪器、眼肌、眼眶，并记录损伤的部位、范围、程度，有无裂伤、缺损、出血、感染、异物、骨折等，应绘图并描述。

（3）眼球：眼球运动只适用于眼球没有破裂伤时，以防眼内容物被挤出，询问有无复视。检查眼球位置、突出度，角膜和前部巩膜穿孔情况，前房深度，瞳孔形状，瞳孔对光反应，晶体前后囊、位置和玻璃体有无混浊，有无眼内出血及眼内结构损伤，眼底情况，有视网膜震荡伤。

2.影像学及其他辅助检查：如超声、X线、CT或MRI检查、荧光素眼底血管造影与照相、视觉电生理，以确定是否有异物存留及定位、骨折、晶体脱位、视网膜脱离或后巩膜破裂等。

【诊断】

1.由机械性、物理性和化学性等因素，直接或间接作用于眼部引起眼的结构和功能损害。

2.眼外伤分类：根据致伤物的性质和方式不同，分为机械性与非机械性眼外伤。机械性眼外伤又分为挫伤和锐利伤；非机械性眼外伤又分为热烧伤、化学伤、辐射和毒气伤等。

【治疗原则】

1.有休克和重要器官损伤时，应首先抢救生命。待生命体征稳定后，再行眼科检查和处理。

2.眼化学伤，应在现场分秒必争地用大量的水冲洗，至少15 min。

3.开放性眼外伤，应常规肌内注射抗破伤风血清。

4.眼球穿通伤切忌挤压。可滴0.5%丁卡因液，用开睑钩拉开眼睑检查。如合并眼睑裂伤应先修复眼球再缝合眼睑。

5.眼球破裂伤，应尽力整复，在解剖和功能修复无望时，方可考虑行眼球摘除。

6.在行眼睑外伤清创缝合时，不可随便将组织剪除或丢弃，应尽量保留并分层对位缝合，以免引起日后的组织缺损畸形等严重并发症。

7.早期合理应用足量抗生素，如有明确感染，最好先做细菌培养，根据培养出的细菌给敏感抗生素治疗，必要时可采取玻璃体内给药，以防止眼内感染。

第二章

耳鼻喉常见疾病

第一节　外耳道湿疹

【病史采集】

变态反应，慢性中耳炎脓液刺激，化学刺激。

【诊断】

临床表现：局部瘙痒，外耳道皮肤糜烂，小水疱，淡黄色水样分泌物，痂皮，慢性可导致外耳道皮肤增厚，苔藓样变，瘙痒剧烈。

【治疗原则】

1.多黏菌素 B、氢化可的松乳膏、过氧化氢溶液（或3% 硼酸溶液或 15% 氧化锌溶液湿敷）。

2.具体操作：过氧化氢溶液滴入，健侧弯头，提拉外耳使过氧化氢溶液起泡，5 min 后倾倒出，涂上氢化可的松乳膏，5 ～ 10 min 后涂上多黏菌素 B。

3.如有感染，则可配合应用抗生素。

第二节　耳带状疱疹

【病史采集】

1.带状疱疹病毒从耳部经过皮肤侵入至膝状神经节、面神经主干，发生炎症性、出血性病变。

2.易并发听觉、平衡觉障碍。

【诊断】

临床表现：患侧耳痛及头痛为初发症状，后出现耳甲部的带状疱疹，外耳道、鼓膜及软腭、舌根和舌前 2/3 的舌缘上的疱疹。

【治疗原则】

抗病毒治疗。

第三节　耳廓化脓性软骨膜炎

【病史采集】

1. 耳廓皮肤与软骨膜紧密连接，皮肤创伤、感染易累及软骨膜和软骨，致软骨坏死，若处理不当，耳廓卷曲收缩形成"菜花耳"样畸形。

2. 常继发于外伤，铜绿假单胞菌为常见致病菌，本病易导致耳廓畸形。

【诊断】

耳部局部红肿热痛，有波动感。

【治疗原则】

1. 脓肿未形成时，全身大剂量用抗生素。

2. 脓肿形成时，手术治疗。

第四节　外耳道疖

【病史采集】

1. 外耳道皮肤或皮脂腺的局限性化脓性炎症，糖尿病和身体衰弱患儿易患本病。

2. 病原菌主要为葡萄球菌。

【诊断】

临床表现：早期耳痛剧烈，可放射至同侧头部，多感全身不适，体温可攀升，堵塞外耳道时，可有耳鸣及耳闷，耳廓牵引痛及耳屏压痛，外耳道软骨部可见皮肤疖肿。

【治疗原则】

局部抗感染治疗。

第五节 急性中耳炎

【病史采集】

1. 以中耳积液及听力下降为特征的中耳非化脓性炎性疾病。

2. 急性中耳炎是中耳黏膜的急性普通炎性疾病，多数由细菌的急性感染引起，小儿多发。

3. 机械性阻塞，如小儿腺样体肥大、慢性鼻窦炎、鼻咽部肿瘤等。

【检查】

1. 临床表现

（1）耳痛：起病耳痛，小儿夜间发作，次晨耳痛减轻，持续 1～2 天，慢性者耳痛不明显。

（2）听力减退：听力下降、自听增强。头位前倾或偏向健侧时，因积液离开蜗窗，听力可暂时改善（变位性听力改善）；积液黏稠时，听力可不因头位变动而改变。

（3）耳内闭塞感：按捺耳屏后暂时减轻。

（4）耳鸣：多为低调间隙性，如"噼啪"声、"嗡嗡"声及流水声等。当头部运动或打哈欠、擤鼻时，耳朵内可出现气过水声。

2. 检查

（1）鼓膜检查：鼓膜内陷，光锥变形或消失，锤骨柄向后上移位，锤骨短突明显外突，前后皱襞夹角变小，鼓室积液时鼓膜呈毛玻璃样，失去光泽，呈黄、橙红油亮或琥珀色，慢性者可呈灰蓝或乳白色，浆液性者可透过鼓膜见到液平面，咽鼓管吹张后气泡可增多。

（2）听力检查：音叉试验和纯音听阈测试可见传导性听力损失。声导抗测试：平坦型（B 型）为分泌性中耳炎的典型曲线，高负压型（C 型）示咽鼓管功能不良，鼓室内有积液。

（3）颞骨 CT：示鼓室内有低密度影，乳突部分或全部气房内积液。

（4）小儿 X 线头部侧位片：了解腺样体是否肥大。

（5）致病菌：主要为流感嗜血杆菌和肺炎球菌。

【诊断】

病史＋临床表现＋听力检查＋鼓膜穿刺术。

【治疗原则】

1.控制感染：主要用抗生素，如红霉素，第二、三代头孢菌素，疗程 7 天。

2.局部治疗

（1）无鼓膜穿孔时，局部应用药物滴耳，消炎止痛。鼓膜穿孔后则禁用。如果症状较重，保守治疗效果不明显，则行鼓膜切开术，引流中耳脓液。

（2）鼓膜穿孔后，以 3% 过氧化氢溶液或硼酸水彻底清洗外耳道脓液，滴耳剂选用无耳毒性的抗生素溶液，如0.3% 氧氟沙星滴耳剂、3% 硼酸甘油，长期不愈合可行鼓室成形术。

3.糖皮质激素：急性期，用地塞米松或泼尼松，疗程3 天。

4.改善咽鼓管通气引流：咽鼓管吹张术是一种治疗咽鼓管阻塞病症的方法，用于诊治咽鼓管阻塞，引流中耳鼓室积液，提高听力。捏鼻自行吹张法：具体操作为以麻黄碱液滴鼻腔，清除鼻涕，用手指捏住两侧前鼻孔，张口吸气后屏气，促使气体自鼻腔进入鼻咽部达耳咽管，以达到通气目的，并可反复多次，但在上呼吸道感染、脓鼻涕增多时忌用。口服鼻腔减充血剂桃金娘油胶囊稀化黏液。手术治疗：鼓膜穿刺术或鼓膜切开术，鼓膜切开加置管术，慢性分泌性中耳炎行鼓室探查术或单纯乳突开放术，清除病灶后行鼓室成形术。

5.积极治疗鼻咽或鼻腔疾病：如腺样体切除术，鼻中隔矫正术，下鼻甲手术，鼻息肉摘除术。扁桃体特别肥大，且与分泌性中耳炎复发有关者，应做扁桃体摘除术。

第六节 急性乳突炎

【病史采集】

乳突气房黏膜及骨质的急性化脓性炎症。

【诊断】

1. 临床表现：中耳炎后症状加重，全身症状重，乳突压痛明显。

2. 骨性耳朵后上壁红肿，需与外耳道疖鉴别。

【治疗原则】

1. 大剂量抗生素。

2. 单纯乳突切除术。

第七节 真菌性外耳道炎

【病史采集】

1. 真菌侵入外耳道，或外耳道内的条件致病性真菌在适宜的条件下繁殖所致。

2. 游泳、机体抵抗力下降、全身大剂量应用抗生素时易导致，致病菌以曲霉菌、青霉菌、念珠菌及毛霉菌常见。

【检查】

外耳道深部有白色、灰色、黄色或烟黑色霉苔，状如薄膜、细丝或碎屑，也可呈筒状或块状。

【诊断】

表现为耳内发痒及闷胀感，有少量分泌物，伴发细菌感染可引起肿胀、疼痛及流脓。

【治疗原则】

清除污物，保持干燥和酸化状态，予3%过氧化氢溶液冲洗耳朵（歪头5 min待起泡后倒出），然后点左氧氟沙星滴耳液，最后予硝酸咪康唑（达克宁）乳膏，或复方酮康唑软膏、克霉唑软膏等。

第八节　急性鼻炎

【病史采集】

1. 发生于鼻腔黏膜的一种急性进展性、有黏液性或脓性分泌物的感染性疾病。

2. 各种疾病伴发鼻炎，如麻疹、流感。

3. 局部诱因：鼻腔阻塞、邻近感染灶。

4. 全身诱因：气候环境、疲劳、受凉、营养不良、内分泌失调及全身性慢性病。

【诊断】

临床表现：鼻黏膜肿胀，导致呼吸困难、流涕，病毒性疾病初期流清水样涕，继而为稠厚的黄绿色涕。过敏性鼻炎的症状则以打喷嚏和流清水样涕为主。

【分类】

1. 感染性鼻炎：90% 的感冒是由病毒（鼻病毒）引起的，经空气中的飞沫传播感染。可合并细菌感染，如白喉感染引起的鼻黏膜损伤。

2. 过敏性鼻炎：发生过敏性鼻炎时，鼻黏膜肿胀，易过敏者会继发炎症反应（速发型过敏反应）。

【治疗原则】

1. 吸入治疗，如生理盐水的雾化吸入。

2. 鼻腔内滴入盐水或滴鼻液，以减轻鼻黏膜的肿胀。

3. 定期清理鼻腔，清除鼻腔内的分泌物（预防鼻窦炎）。

4. 缓解过敏引起的感冒症状，采用抗过敏的滴鼻液，或针对过敏原进行治疗（脱敏治疗），或避免接触过敏原（如花粉或动物毛发）。

第九节　慢性肥厚性鼻炎

【病史采集】

大多由单纯性鼻炎转化而来，少数开始即呈肥厚性改变，病因与单纯性相同。

【诊断】

临床表现：症状与单纯性鼻炎相似，但鼻塞较重，多呈持续性，鼻涕少且黏稠，合并症较多，全身症状较明显；下甲明显肿大，多与中隔接触，呈暗红或灰白色，表面不平，呈结节状，弹性差，对收缩剂反应差。

【治疗原则】

原则与单纯性鼻炎相同，除病因治疗外，还可局部治疗：初期用血管收缩剂、冷冻、激光、微波、射频或下甲硬化剂注射，后期手术治疗（下甲部分切除术等）。

第十节　萎缩性鼻炎

【病史采集】

1. 发展缓慢的鼻腔炎性病变，常伴咽、喉黏膜同样病变。

2. 特点：鼻黏膜甚至鼻甲骨质萎缩致鼻腔异常宽大，嗅觉明显减退，大量黄绿色脓痂附着，又名"臭鼻症"，分原发和继发两种。

3. 原发病因不明，可能因素：营养不良、内分泌紊乱、遗传因素、细菌感染、免疫功能紊乱。

4. 继发性病因明确：环境因素、鼻腔鼻窦慢性炎症、鼻部手术不当病史。

【诊断】

临床表现：鼻干燥、发热，鼻塞，鼻出血，嗅觉障碍，头痛、头晕，鼻腔宽大，黏膜干燥，鼻甲明显缩小，大量黄绿色脓痂附着，可闻恶臭。

【治疗原则】

1. 局部治疗：鼻腔冲洗和滴药。

2. 全身治疗：维生素疗法（维生素 A、维生素 B_2、烟酸）、铁剂、抗生素等。有提高黏膜抵抗力、改善循环、增加营养的作用。

3. 手术治疗：鼻腔缩窄术等，以减少鼻腔气流，防止水分过多蒸发，保护黏膜，以免干燥、结痂。

第十一节 变应性鼻炎

【病史采集】

1. 又称变态反应性鼻炎、过敏性鼻炎，是以鼻黏膜病变主的Ⅰ型（速发型）变态反应性疾病。

2. 临床上常分为常年性和季节性。

【诊断】

临床表现：鼻痒、打喷嚏、流清涕、鼻塞、嗅觉减退，可伴眼痒、流泪、咽喉痒、声嘶甚至哮喘发作，鼻黏膜苍白或灰紫色，有多量清涕，尤以季节性明显。

【治疗原则】

1. 避免接触变应原以预防发作，使用抗组胺药、肥大细胞稳定剂、糖皮质激素。

2. 其他治疗：降低鼻敏感性（激光、冷冻等）。

3. 手术治疗：鼻内选择性神经切断术、鼻中隔矫正术等。

第十二节 鼻息肉

【病史采集】

1. 鼻腔、鼻窦黏膜极度水肿肥厚而形成肿物，外观似荔枝肉。

2. 好发于双侧筛窦，基底宽而无蒂者统称为息肉样变，形如葡萄有蒂者称为息肉。

【诊断】

临床表现：持续性鼻塞、嗅觉减退、鼻塞性鼻音、打鼾、鼻涕增多，多位于中鼻道和中鼻甲，呈表面光滑，灰白色或淡红色半透明肿物，触之柔软、活动、无痛、不易出血，长期大量鼻息肉存在可导致"蛙鼻"。

【治疗原则】

1. 皮质类固醇适用于息肉小而少的病例。

2. 手术适用于大的鼻息肉。

第十三节　鼻中隔偏曲

【病史采集】

　　1.鼻中隔偏向一侧或两侧，或局部有突起。

　　2.引起鼻腔通气功能障碍或产生症状。

【诊断】

　　1.鼻塞、鼻出血、头痛。

　　2.邻近器官症状：鼻炎、鼻窦炎。

【治疗原则】

　　鼻中隔偏曲矫正术。

第十四节　急性鼻窦炎

【病史采集】

　　1.鼻腔与鼻旁窦天然相通，此急性鼻炎会蔓延到鼻旁窦，导致鼻旁窦黏膜的感染。可局限在一个鼻窦或同时累及多个鼻窦，可一侧或两侧受累，上额窦发病率最高，其次为筛窦、额窦。

　　2.诱因：病毒（如流感病毒）、细菌（如肺炎球菌、流感嗜血杆菌）、真菌、过敏，牙齿感染累及鼻旁窦（通常为上颌窦），处于不利位置的鼻旁窦出口肿胀，儿童腺样体肥大。

【检查】

　　1.体格检查：面部压痛点。

　　2.鼻内镜：显示分泌物流出的途径。

　　3.鼻旁窦超声扫描：显示蓄积的分泌物、囊肿或肿瘤。

　　4.X线检查：可显示鼻旁窦腔内或不规则骨性结构内肿胀、液平的变化。

【诊断】

　　1.症状：额窦感染（额窦炎）期间，会出现头痛，尤其是身体前倾时，由于额窦下有流出道，这些症状在一天内会逐渐减轻。

　　2.上颌窦急性感染（上颌窦炎）的症状主要表现为上

颌部位的疼痛，可放射到前额，由于流出道的解剖位置，因此采取平卧位改善分泌物的引流，症状可缓解。

3. 筛窦感染（筛窦炎）通常会引起头痛。

4. 各类鼻窦炎都有共同的特点：鼻塞、黏液流向咽喉部，某些情况下伴咳嗽和发热。

5. 并发症：眶内感染，球后视神经炎，骨髓炎（上颌骨和额骨），颅内并发症（硬脑膜外或硬脑膜下脓肿、化脓性脑膜炎、脑脓肿及海绵窦血栓性静脉炎）。

【治疗原则】

1. 全身治疗：与急性鼻炎相同，全身足量使用抗生素，必要时给予抗变态反应药物，治疗邻近部位疾病或全身慢性疾病。

2. 局部治疗：鼻内应用血管收缩剂和皮质类固醇激素类滴鼻剂，体位引流，理疗，上颌窦冲洗（注意时机），一周一次。

第十五节　慢性鼻窦炎

【病史采集】

1. 最初产生的非感染性分泌物在鼻窦内蓄积，继而鼻窦黏膜肿胀，鼻窦的流出道阻塞，阻塞在鼻窦内的分泌物可引起细菌性感染，继而出现黏膜变形，原因与急性感染相同。

2. 全身因素：慢性疾病、特应性体质等。

【诊断】

1. 症状：慢性鼻窦炎引起的疼痛较轻，但急性发作期，症状可明显加剧，典型表现为持续的鼻塞、流涕（慢性鼻炎）和面部神经痛。

2. 真菌性鼻-鼻窦炎：致病菌最常见的是曲霉菌，一般先单侧起病，临床表现为慢性鼻窦炎，但疼痛、恶臭多常见，CT 检查示密度不均匀增高，多为钙化斑点。

【治疗原则】

1. 慢性鼻窦炎最初的治疗与鼻炎相同，局部使用盐水或滴鼻剂喷雾剂，以减轻肿胀，此外，还可使用片剂或吸入型的黏液溶解剂，红光照射或微波治疗通常可减轻疼痛。

2. 抗生素治疗适用于发热时，对于久治不愈的鼻窦炎，可行鼻窦冲洗，特殊情况下，可行鼻窦流出道开窗术。

3. 如果慢性感染引起腺样体过度肥大，可手术切除腺样体。

第十六节　鼻前庭囊肿

【病史采集】

位于鼻前庭底部皮肤下，可见囊性肿块。

【诊断】

1. 临床表现：一侧鼻翼附着处隆起，鼻内及上唇肿胀。

2. 多无明显症状，偶有头痛，可行鼻窦 X 线片、CT 或 MRI 检查。

【治疗原则】

无症状者无须处理，大囊肿者行鼻窦内镜下手术摘除。

第十七节　急性咽炎

【病史采集】

1. 急性咽炎是发生于咽黏膜，并波及黏膜下及淋巴组织的急性炎症。

2. 常继发于急性鼻炎或急性扁桃体炎之后，或为上呼吸道感染的一部分，亦常为全身疾病的局部表现或为急性传染病的前驱症状。

【诊断】

1. 临床表现：起病急，初起时咽部干燥、灼热，继之疼痛，吞咽时加重，并可放射至耳部，伴有全身不适、关节酸困、头痛、食欲不振，并有不同程度的发热，体温可升至 38℃。

2. 检查口咽及鼻咽黏膜弥漫性充血、肿胀，腭弓及悬雍垂水肿，咽后壁淋巴滤泡和咽侧索红肿，表面有黄白色点状渗出物，下颌淋巴结肿大并有压痛。

3. 病原体：主要为溶血性链球菌、肺炎球菌、流感嗜血杆菌及病毒。

【治疗原则】

1. 对症治疗：通畅大便，多饮水，发热者应用抗生素、抗病毒药。

2. 局部可用氯己定（洗必泰）、复方硼砂液漱口，薄荷片或含碘片含化，或抗生素加激素雾化吸入。

3. 中医中药治疗。

第十八节　慢性咽炎

【病史采集】

1. 常为呼吸道慢性炎症的一部分，病程长，症状顽固，治疗困难。

2. 局部因素：多为急性咽炎转化而来，患者有各种鼻病，因鼻阻塞而长期张口呼吸及鼻腔分泌物下流，致长期刺激咽部，或慢性扁桃体炎、龋齿等影响所致。其他因素包括粉尘接触、烟酒过度、长期接触化学气体。

3. 全身因素：各种慢性病，如贫血、便秘、下呼吸道慢性炎症、心血管疾病、新陈代谢障碍、肝病及肾病都可继发本病。

【诊断】

1. 临床表现：咽部可有各种不适感，如异物感、发痒、灼热、干燥、微痛、干咳，痰多不易咳干净，讲话易疲劳，或于刷牙漱口、讲话多时易恶心作呕。

2. 诊断：详细询问病史，仔细检查鼻咽及咽喉排除鼻、咽、喉、食管（反流）、颈部的隐性病变。

【治疗原则】

消除病因，如治疗全身性疾病，治疗鼻窦炎，注意营养，增强体质，避免刺激性食物。

第十九节　急性扁桃体炎

【病史采集】

1.腭扁桃体的急性非特异性炎症，往往伴有轻重程度不等的急性咽炎。

2.正常人的咽部、扁桃体内存在着病原体（乙型溶血性链球菌、非溶血性链球菌、葡萄球菌、肺炎球菌、流感嗜血杆菌、腺病毒等，细菌与病毒混合也不少见），平时不会致病，当某些因素使全身或局部抵抗力降低时可通过飞沫、食物和直接接触传染，潜伏期2～4天，病原体大量繁殖，毒力增强而致病。

【诊断】

1.急性卡他性扁桃体炎：全身及局部症状较轻。

2.急性化脓性扁桃体炎，幼儿可因高热而抽搐，腭扁桃体肿大，周围充血，隐窝口有黄白色脓点及片状假膜，但不超出扁桃体范围，易于拭去，不留出血创面。

3.并发症：局部表现为，扁桃体周围蜂窝织炎、扁桃体周围脓肿、急性中耳炎、急性颈淋巴结炎及咽旁脓肿等。全身性并发症多认为系变态反应所引起，可并发与溶血性链球菌感染有关的风湿热、急性肾小球肾炎、心肌炎、关节炎等，应特别警惕心肌炎患者的突然死亡。

【治疗原则】

1.对症治疗：适当隔离，注意休息，加强营养，咽剧痛及高热时可予解热镇痛药。

2.抗生素治疗：首选青霉素，可用80万U肌内注射，每日2次，重者可静脉点滴，每日2次，一般用5～7天，如果2～3天无好转，应考虑改用其他抗生素，或加用抗病毒药物。

3.局部治疗：用复方硼砂溶液，1∶5000呋喃西林液或淡盐水漱口，含溶菌酶片，抗生素＋激素做雾化吸入等。

第二十节　腺样体肥大

【病史采集】

1.在患儿感冒时，腺样体可出现病理性肥大，堵塞后鼻孔，压迫咽鼓管，导致出现鼻塞、流涕、耳闷、耳痛、听力下降、咽部不适、阵咳等症状。如果患儿出现睡眠打鼾，且伴有腺样体面容，进行睡眠呼吸监测，可发现睡眠呼吸暂停低通气综合征。

2.儿童时期易患急性鼻炎、急性扁桃体炎及流行性感冒等，若反复发作，腺样体可迅速增生肥大，致鼻阻塞加重，阻碍鼻腔引流，鼻炎、鼻窦炎分泌物又刺激腺样体使之继续增生，形成互为因果的恶性循环。常与慢性扁桃体炎合并存在。

3.腺样体肥大的患儿可表现为鼻腔黏膜充血、鼻甲肥大、鼻腔内分泌物较多、咽红肿等相关改变，有时还可以触摸到腺样体组织，但通常不会出现压痛和反跳痛。

4.鼻咽镜检查可见鼻咽顶后壁，呈红色充血改变，表面可有分泌物附着。

【诊断】

1.症状

（1）耳部症状：咽鼓管咽口受阻，引起分泌性中耳炎，导致听力减退和耳鸣。机制：①咽鼓管的机械性阻塞或功能障碍，咽鼓管可能被增生肥大的腺样体压迫而阻塞（两者的管道是相邻的，一个通往鼓室，一个通往咽喉），造成鼓室负压而致黏膜渗液；②咽鼓管反流，增大的腺样体可阻塞后鼻孔，导致吞咽时鼻咽部压力增高，致使咽部分泌物向咽鼓管反流进入中耳；③腺样体是细菌的"储蓄池"，从中耳积液中可发现有细菌、衣原体、病毒等；④腺样体免疫异常使鼻咽部黏膜易感染和水肿。

（2）鼻部症状：常并发鼻炎、鼻窦炎，有鼻塞及流鼻涕等症状，说话时带鼻塞性鼻音，睡时发出鼾声，严重者出现睡眠呼吸暂停。

（3）咽、喉及下呼吸道症状：因分泌物向下流并刺激呼吸道黏膜，常引起夜间阵咳，易并发气管炎。

（4）腺样体面容：由于长期张口呼吸，致使面骨发育发生障碍，颌骨变长，颚骨高拱，牙列不齐，上切牙突出，唇厚，缺乏表情，出现所谓"腺样体面容"。

（5）全身症状：患儿表现为厌食、呕吐、消化不良、继而营养不良，因呼吸不畅、胸闷不安、肺扩张不足，可导致胸廓畸形（日久鸡胸或扁平胸），夜间呼吸不畅，引起生长发育障碍，家长可发现孩子有注意力不集中、情绪多变、夜惊、磨牙、盗汗、尿床等症状。腺样体肥大是阻塞性睡眠呼吸暂停低通气综合征常见的病因之一，鼾声过大和睡眠时憋气为两大主要症状，睡眠时张口呼吸、汗多、晨起头痛、白天嗜睡、学习困难等也是常见的症状。

2. 主要危害：腺样体面容；易患支气管炎；易造成儿童精神不振、反应迟钝，影响孩子生长发育。

3. 诊断方法：症状、鼻内镜检查、影像学检查。一般血常规检查结果可出现白细胞总数及中性粒细胞增高。

4. X 线表现：鼻咽部顶后壁软组织不同程度增厚，向鼻咽腔突出，呈圆弧形或山丘状，边界清晰，鼻咽腔不同程度受压变窄。

【治疗原则】

1. 控制鼻窦及鼻腔炎症：口服药物（抗生素，抗组胺药氯雷他定、西替利嗪滴剂，孟鲁司特钠，黏液促排剂，中药），负压置换，雾化吸入，激素。

2. 睡眠呼吸紊乱的患儿，上呼吸道淋巴组织中的白三烯受体增强，白三烯受体拮抗剂可与白三烯受体结合，进而抑制腺样体的非特异性炎性反应，使腺样体缩小，可用孟鲁司特钠咀嚼片（顺而宁），2 岁以上。

3. 应用糖皮质激素可与腺样体内的糖皮质激素受体结合，抑制淋巴细胞的活性，降低鼻腔及鼻咽部炎性反应和对腺体菌落的调理，使得腺体组织缩小。布地奈德（雷诺考特）和丙酸倍氯米松（伯克纳）适用于6岁；糠酸莫米松（内舒拿）适用于3岁；丙酸氟替卡松（辅舒良）适用于4岁。

4.手术切除腺样体，可在扁桃体手术时同时切除，也可单独进行，还可使用放射疗法或等离子疗法。手术时机：反复发作鼻塞、睡眠打鼾及憋气、呼吸困难的考虑有腺样体肥大的患儿；并发分泌性中耳炎的患儿；反复鼻窦炎发作及咳嗽的患儿。

5.注意营养，预防感冒，提高机体免疫力，积极治疗原发病。

【预后与转归】

随着年龄的增长，腺样体将逐渐萎缩，病情可能得到缓解或症状完全消失。

第二十一节　急性会厌炎

【病史采集】

1.急性声门上喉炎，是会厌黏膜的急性炎性病变，可引起喉梗阻而窒息死亡。

2.会厌为喉部的活瓣，说话或呼吸时，会厌向上，使喉腔开放，咽东西时，会厌则向下，盖住气管，使食物或水不至于进入气管之内。

3.诱因：变态反应、外伤等。

【诊断】

1.临床表现：起病急，多有发热、畏寒、头痛、全身不适，严重时可伴有呼吸困难，喉痛剧烈，吞咽时加重，故常有唾液外溢，因会厌肿胀，语言含糊不清，似口中含物。

2.病原学检测：常由病毒或细菌引起，多由流感嗜血杆菌所致，亦可为链球菌、葡萄球菌等混合感染。

【治疗原则】

1. 大剂量广谱抗生素静脉滴注。

2. 如肿胀严重，伴有呼吸困难应同时加用激素静脉滴注，以减轻会厌水肿。

3. 必要时气管切开，局部以抗生素加激素雾化吸入，以促进炎症消退。

第四部分　**小儿口腔常见疾病**

第一章

慢性牙髓炎

【病史采集】

1. 龋病：严重广泛的龋坏，不能修复的牙。

2. 根尖周病。

【诊断】

1. 临床表现

（1）慢性溃疡性牙髓炎：遇冷热刺激可发生剧烈疼痛，或食物嵌入龋洞可引起剧烈疼痛，可查到穿髓孔。

（2）慢性增生性牙髓炎：长期遇冷热刺激痛，去除刺激后，疼痛要持续较长时间。一般无自发痛，自诉咀嚼痛，有轻微咬合痛，叩痛，龋洞内有红色肉芽组织。

（3）慢性闭锁性牙髓炎：未探及穿髓孔，没有剧烈自发痛，有时有自发性钝痛。遇冷热刺激痛，去除刺激后疼痛要持续较长时间。有轻微咬合痛，叩痛。

2. 牙髓活力测试：反应多为迟缓性反应，或表现为迟钝。

3. 鉴别诊断

（1）急性牙髓炎：有尖锐的自发痛，对冷热刺激反应强烈，对电诊反应敏感。

（2）牙髓坏死：用探针刺入髓腔内部不会引起疼痛反应，对冷热诊及电诊均无反应。

【治疗原则】

1. 保护患牙，使其行使功能。

2. 根管治疗：麻醉患牙；除去腐质，预备牙髓治疗的窝洞，揭髓室顶；隔湿、消毒；拔髓、预备根管；充填根管；垫底、充填窝洞。

第二章

单纯性牙周炎

【病史采集】

1. 长期存在的慢性牙龈炎向深部牙周组织扩展而引起。

2. 病因有菌斑、牙石、食物嵌塞及不良修复体。

【检查】

骨上袋形成；牙龈炎症；牙槽骨水平吸收；牙齿松动。

【诊断】

1. 辅助检查：X线及实验室检查。

2. 鉴别诊断：①复合性牙周炎，牙槽骨垂直吸收，有骨下袋。②牙龈炎，牙槽骨未见吸收。

【治疗原则】

1. 基础治疗：控制菌斑，牙线、牙签、刷牙、龈上洁治、龈下刮治、根面平整，使用抗菌药。

2. 牙周手术、松牙固定。

3. 永久性修复治疗：修复失牙，永久性夹板和食物嵌塞矫治等。

4. 强身固齿。

5. 维持疗效，定期复查。保持口腔清洁，控制菌斑。

第三章

复合性牙周炎

【病史采集】

复合性牙周炎诱因除同单纯性牙周炎外，还有咬合创伤。

【诊断】

1.临床表现：牙槽骨垂直吸收，有骨下袋；牙龈裂；对称龈退缩；牙齿松动度增加出现较早；牙齿移位。

2.X线及实验室检查。

3.鉴别诊断：单纯性牙周炎，牙槽骨水平吸收，有骨上袋。

【治疗原则】

1.基础治疗。

2.调合。

3.保持口腔清洁，观察下颌运动。

第四章

青少年牙周炎

【病史采集】

1. 是早发性牙周炎中主要的一型。

2. 病因有细菌、全身免疫缺陷等。

【诊断】

1. 临床表现：青春期，口腔卫生较好，病程快。早期出现牙齿松动、移位。家族遗传。牙槽骨弧形吸收。

2. X线检查及实验室检查。

3. 鉴别诊断：单纯性牙周炎。

【治疗原则】

基础治疗：控制菌斑。

第五章

单纯疱疹性口炎

【病史采集】

1. 单纯疱疹病毒感染的患者及带病毒者为传染源。

2. 主要是通过飞沫、唾液及疱疹液接触传染，胎儿还可经产道感染。

【诊断】

1. 临床表现：原发性疱疹性口炎以 1～5 岁儿童多见。口腔损害主要为龈口炎与口周皮炎；口腔黏膜广泛充血、水肿，损害主要为溃疡，持续时间 1～2 周；患儿流涎，拒食，烦躁不安，伴发热，颌下淋巴结肿大、触痛。

2. 通过涂片查找包涵体。

3. 电镜检查：受损细胞中是否含有不成熟的病毒颗粒，进行形态学诊断。

4. 通过抗原抗体检测进行免疫学检查。

5. 鉴别诊断

（1）疱疹性咽峡炎：为由柯萨奇病毒 A4 所引起的口腔疱疹损害。临床表现较似急性单纯疱疹性口炎，但前驱期和全身反应都较轻，病损的分布只限于口腔后面，如软腭、腭垂、扁桃体处，为丛集成簇的小水疱，不久破溃成溃疡，损害很少发生于口腔前部，牙龈不受损害，病程大约 7 天。

（2）口炎型口疮：损害为散在单发小溃疡，病程反复，不经过疱疹期；溃疡数量较多，主要分布于口腔内角化程度较差的黏膜处，不会引起牙龈炎，无皮肤损害。

（3）三叉神经带状疱疹：是由水痘-带状疱疹病毒引起的颜面皮肤和口腔黏膜的病损。水疱较大，疱疹聚集成簇，沿三叉神经的分支排列呈带状，但不超过中线。疼痛剧烈，甚至损害愈合后在一段时期内仍有疼痛。本病任何年龄都可发生，愈后不再复发。

【治疗原则】

1. 抗病毒药物：阿昔洛韦，有免疫缺陷的患者或有并发症的患者（如单纯疱疹病毒脑炎），可用静脉滴注，$5 \sim 10$ mg/kg，每 8 h 一次。

2. 干扰素：用干扰素控制严重感染，禁用肾上腺皮质激素。

3. 免疫调节剂：胸腺肽、转移因子、左旋咪唑等。

4. 局部用药：含漱剂：0.1% 氯己定（洗必泰）溶液、0.1% 依沙吖啶（利凡诺）、复方硼砂溶液等，有消毒杀菌作用。抗生素糊剂：5% 金霉素局部涂搽。0.5% 达克罗宁糊剂局部涂搽可止痛。散剂：西瓜霜粉剂局部使用。

5. 对症和支持疗法：消炎、抗感染、镇痛等。卧床休息，保证饮入量，维持体液平衡。进食困难者可补液，补充维生素 B、维生素 C 等。

6. 物理疗法：口腔单纯疱疹的复发感染可用氦氖激光治疗。

7. 中医中药治疗。

第六章

鹅口疮

【病史采集】

1. 婴幼儿时期，小儿口腔中出现白色膜状或点状物，是一种口腔黏膜真菌病。

2. 患鹅口疮的小儿除口中可见白膜外，一般无其他不适，无发热，不流口水，睡眠、纳奶均正常。

3. 由于小儿抵抗力低下，如营养不良、腹泻及长期用广谱抗生素等造成。

4. 由于真菌污染了母亲乳头，或通过受污染食具、奶瓶所致。

【诊断】

1. 临床表现：鹅口疮多累及全部口腔的唇、舌、牙根及口腔黏膜，年龄越小越容易发病。发病时先在舌面或口腔颊部黏膜出现白色点状物，以后渐增多并蔓延至牙床、上腭，并相互融合成白色大片状膜，形似奶块状，若用棉签蘸水轻轻擦拭则不如奶块容易擦去。强行剥除白膜后，局部出现潮红、粗糙，甚至出血，但很快又复生。

2. 严重者口腔伴有灼热和干燥的感觉，部分患儿伴有低烧的症状，甚至有可能造成吞咽和呼吸困难。患儿经常哭闹不安，饮食时会有刺痛感，纳奶欠佳。

【治疗原则】

1. 用 5% 碳酸氢钠溶液涂抹口腔，每天 1～2 次。

2. 用制霉菌素片 1 片（每片 50 万单位）溶于 10 ml 冷水中，然后涂口腔，每天 3 ～ 4 次。

3. 平时应注意喂养的清洁卫生，食具及乳头在喂奶前要清洗干净。

第五部分　　**小儿皮肤常见疾病**

第一章

猩红热

【病史采集】

1. 皮疹特点：从耳后、颈部、上胸部开始，迅速波及上肢，最后到下肢。

2. 出疹 3～5 天后，皮疹按照出疹先后的顺序开始蜕皮、脱屑。

【诊断】

1. 猩红热是一种有全身弥漫性红色斑丘疹的呼吸系统疾病。是 A 群溶血性链球菌感染导致的。

2. 猩红热好发生在 3～7 岁的儿童，大多首先表现出呼吸道感染症状，有发热、咽峡炎。

3. 之后 1～2 天出现全身弥漫性红色丘疹，凸出皮肤表面，粗糙，按压可褪色，疹间无正常皮肤。按压皮疹，能留下白色手印。这是典型的猩红热特征。

4. 出疹初期，可以看到草莓舌，之后 2～3 天变成杨梅舌。舌变化是猩红热的典型特点。

5. 巴氏线：猩红热的患儿，在皮肤皱褶处，比如腋窝、肘窝等处，皮疹比较密集，按压不褪色，称为巴氏线。这是猩红热的典型特征。

【治疗原则】

1. 抗生素治疗：按照疗程服用抗生素。

2. 对症处理。

第二章

水痘

【病史采集】

1. 由水痘-带状疱疹病毒引起的一种高度传染性疾病。随着疫苗接种的推广，发病率较前大幅下降。

2. 患儿首先出现发热、食欲不振，之后 1～2 天出现皮疹，低热可伴随着皮疹存在。对于婴幼儿，可能出疹和发热同时起出现。

【诊断】

1. 临床表现：皮疹首先出现在躯干或头皮，刚开始是痒的红色丘疹，很快形成透明的、饱满的水疱，通常由红晕包围。之后 1～2 天水疱浑浊，出现中央凹陷，继而结痂。随着皮疹向身体其他部位扩散，包括面部、四肢，新的皮疹会继续出现，呈现出新旧皮疹同时存在的表现。

2. 多数儿童水痘症状较轻，仅表现为发热和皮疹。

3. 如患儿高热不退，精神状态不佳，需警惕水痘肺炎或脑炎。

【治疗原则】

1. 轻症居家隔离，给予对症处理。

2. 建议接种水痘疫苗，我国规定是在 1.5 岁（至少 1 岁）和 4 岁各接种 1 针。

第三章

荨麻疹

【病史采集】

1. 荨麻疹常见原因有感染、皮肤接触性过敏、食物过敏、蚊虫叮咬后过敏反应等。

2. 大多数的荨麻疹找不到诱因。

【诊断】

1. 皮疹特点：荨麻疹表现为隆起的红斑，红斑的上中央区常发白。红斑形态各异，大小不一。

2. 荨麻疹伴痒感，多数1天左右消退，但如果反应较大，持续超过6周，称为慢性荨麻疹。

3. 鉴别：有血管性水肿常和荨麻疹一起出现，除皮肤肿胀之外，喉咙也会肿，导致呼吸困难。

【治疗原则】

1. 外涂炉甘石洗剂有止痒效果。

2. 口服抗过敏药物，如西替利嗪、氯雷他定，根据病情确定服用剂量和时间。

第四章

湿疹

【病史采集】

湿疹的诱因，是皮肤干燥、屏障功能损伤，导致外界刺激物进入皮肤内，产生皮肤炎症、过敏。

【诊断】

1. 湿疹是特应性皮炎，皮疹成片，开始时皮肤干燥，严重时有渗出、皮肤增厚，湿疹会导致患儿痒感，休息不好，严重的患儿比较烦躁。

2. 湿疹多在出生 40 天之后出现，开始发生在头皮、面部、耳廓，尿布区一般不受累。随着患儿能爬行，摩擦四肢的伸侧，四肢的伸侧也会出现湿疹。

【治疗原则】

1. 使用激素软膏治疗皮肤炎症；之后涂抹保湿霜对皮肤进行保湿，保护屏障功能。

2. 生活中避免接触刺激原；每日或者隔日洗澡；室内保持清凉，避免出汗；给小儿穿宽松、纯棉衣物；严重湿疹，要选择性忌口。

第六部分　儿科技能操作

第一章

常规技能操作

第一节　气管插管

【目的】

　　气管插管是建立人工气道简单有效的方法，是窒息、心肺复苏、呼吸衰竭必不可少的治疗手段。其目的是开放气道，确保通气；清除呼吸道分泌物，以维持气道通畅及减少气道阻力；为正压人工呼吸、气管内给药、机械通气提供条件。

【适应证】

　　1. 功能性气道梗阻，如喉痉挛；异物致气道梗阻。

　　2. 呼吸道痰堵或误吸，须行气管、支气管冲洗。

　　3. 任何原因导致自主呼吸不能维持正常气体交换，须使用机械通气时。如窒息、心搏骤停和（或）呼吸停止、神经肌肉麻痹、严重胸廓损伤或开胸手术、呼吸衰竭。

【禁忌证】

　　1. 颈椎损伤，颅底骨折。

　　2. 颌面、鼻咽部、呼吸道畸形或损伤。

　　3. 口咽部灼烧伤，吞食腐蚀性物质。

　　作为抢救生命的呼吸支持措施，上述禁忌证有时仅为相对禁忌证。

【操作方法】

　　1. 插管前准备：除窒息、心肺复苏须立即插管外，其他情况插管前应尽力完成下列准备工作，以利安全插管，减少并发症。

（1）下胃管排空胃内容物。

（2）开放静脉，连接好心电监护。

（3）阿托品 0.01 ～ 0.02 mg/kg，小壶静滴或肌内注射，并酌情给予镇静剂。

2. 经口气管插管

（1）患儿仰卧，头略后仰，颈部平直。

（2）左手持喉镜，将镜片由舌和硬腭间放入，在中线位向前插入，一旦镜片尖达到舌的基底部，即入会厌软骨凹内（弯镜片）。

（3）暴露声门（用弯镜片时），或将直镜片跨过会厌下方，将其挑起直接暴露声门。若暴露不完全，可在环状软骨外压迫气管。

（4）右手持装有导引芯的导管（弯曲部向上）插入声门。

（5）拔出管芯，酌情放置牙垫，用胶布缠绕固定。

【注意事项】

1. 患儿严重发绀、心动过缓应停止操作，用复苏器加压给氧至症状缓解再行插管。

2. 待声门开放时（吸气时）将导管送入，不可用暴力插入。

3. 注意无菌操作。

4. 观察导管位置，及时更换浸湿的固定胶布。

5. 监测并记录生命体征。

6. 注意插管各时期的并发症。

第二节　新生儿窒息复苏

【复苏步骤和程序】

1. 最初复苏步骤（要求在出生后 15 ～ 20 s 内完成）

（1）保暖：新生儿娩出后立即置于预热的开放式抢救台上，设置腹壁温度为 36.5 ℃。

（2）减少散热：用温热干毛巾揩干头部及全身。

（3）摆好体位：肩部以布卷垫高 2～3 cm，使颈部轻微伸仰。

（4）清理呼吸道：立即吸净口、咽和鼻腔的黏液，应先吸口腔，后吸鼻腔，吸引时间不应超过 10 s。如羊水混有较多胎粪，应于肩娩出前即吸净口腔和鼻腔；肩娩出后、第一次呼吸前，应气管插管吸净气道内的胎粪。

（5）触觉刺激：经上述处理后婴儿仍无呼吸，可拍打足底 1～2 次，或沿长轴快速摩擦腰背皮肤刺激呼吸。

2. 建立呼吸

（1）触觉刺激后如出现正常呼吸，再评估心率，如心率＞100 次/分，再评估肤色，如红润或仅手足青紫可观察。

（2）如无规律呼吸或心率＜100 次/分，应立即用复苏气囊进行面罩正压通气。通气频率 40～60 次/分，吸呼比 1:2，压力 20～30 cmH$_2$O（2.0～3.0 kPa），以可见胸动和听诊呼吸音正常为宜。

（3）15～30 s 后，再评估心率，如心率＞100 次/分，出现自主呼吸可评估肤色，吸氧或观察。

（4）如无规律性呼吸或心率＜100 次/分，需进行气管插管正压通气。

3. 维持正常循环：如气管插管正压通气 30 s 后，心率＜60 次/分或心率在 60～80 次/分不再增加，应同时进行胸外心脏按压。用中、示指或双拇指按压胸骨体下 1/3 处，频率为 100～120 次/分（每按压 3 次，正压通气 1 次），按压深度为 2～3 cm，或胸廓前后径的一半。

4. 药物治疗

（1）肾上腺素：经胸外心脏按压 30 s 后，心率仍＜80 次/分，应立即给予 1:10 000 肾上腺素 0.1～0.3 ml/kg，静脉推注或气管内注入，5 min 后可重复一次。

（2）生理盐水：10 ml/kg，静脉推注 5～10 min。

（3）碳酸氢钠：经上述处理效果不明显，确定或考虑有代谢性酸中毒，可给予 5% 碳酸氢钠溶液 3～5 ml/kg，加等量 5% 葡萄糖液，缓慢静脉推注（5～10 min 或以上）。

（4）多巴胺或多巴酚丁胺：有循环不良者可加用，为 5～20 μg/（kg·min），静脉滴注。多巴胺的作用与剂量大小有关，小剂量 [＜5 μg/（kg·min）] 有扩张周围小血管、降低小血管阻力的作用，尤其对肾血管作用最明显。中剂量 [5～10 μg/（kg·min）] 轻微影响血管肌肉的收缩，增加心搏出量。大剂量 [10～20 μg/（kg·min）] 使血管收缩，有升压作用。使用时应从小剂量开始，根据病情逐渐增加剂量，最大不超过 20 μg/（kg·min）。多巴酚丁胺是多巴胺的衍生物，能增强心脏的收缩力，增加心搏出量，但不增快心率，不影响周围血管的扩张和收缩。

5. 复苏后监护与转运：复苏后仍需监测体温、呼吸、心率、血压、尿量、肤色及窒息引起的多器官损伤。如并发症严重，需转运到 NICU 治疗，转运中需注意保温、监测生命体征和予以必要的治疗。

第三节 人工呼吸术

【目的】

人工呼吸术是在患者呼吸受到抑制或停止，心脏仍在搏动或停止时采取的急救措施。此时以借助外力来推动膈肌或胸廓的呼吸运动，使肺中的气体得以有节律地进入和排出，以便给予足够的氧气并排出二氧化碳，进而为自主呼吸的恢复创造条件，力争挽救生命。

【适应证】

1. 溺水或电击后呼吸停止。

2. 药物中毒，如吗啡及巴比妥类中毒。

3. 外伤性呼吸停止，如颈椎骨折脱位、压迫脊髓者。

4. 呼吸肌麻痹，如急性感染性多发性神经根炎、脊髓灰质炎、严重的周期性麻痹等。

5. 颅内压增高，发生小脑扁桃体疝或晚期颞叶钩回疝有呼吸停止者。

6.麻醉期中麻醉过深，抑制呼吸中枢，或手术刺激强烈，发生反射性呼吸暂停，或使用肌肉松弛药后。

【操作方法】

1.口对口人工呼吸法：此法简单、易行、有效。它不仅能迅速提高肺泡内气压，提供较多的潮气量（每次500～1000 ml），而且还可以根据术者的感觉，识别通气情况及呼吸道有无阻塞。同时，该法还便于人工呼吸术及心脏按压术的同时进行。

（1）术前措施：施术前应迅速检查，清除患者口腔内异物、黏液及呕吐物等，以保持气道通畅。

（2）患者仰卧，术者一手托起患者的下颌并尽量使其头部后仰。

（3）用托下颌的拇指翻开患者的口唇使其张开，以利吹气。

（4）于患者嘴上盖一纱布或手绢（或不用），另一手捏紧患者的鼻孔以免漏气。

（5）术者深吸一口气后，将口紧贴患者的口吹气，直至其上胸部升起为止。

（6）吹气停止后，术者头稍向侧转，并松开捏患者鼻孔的手。由于胸廓及肺弹性回缩作用，自然出现呼吸动作，患者肺内的气体则自行排出。

（7）按以上步骤反复进行，每分钟吹气14～20次。

注意事项：①术中应注意患者呼吸道通畅与否。②人工呼吸的频率，对幼儿、婴儿患者可酌情增加。③吹气的压力应均匀，吹气量不可过多，以500～1000 ml为妥。用力不可过猛过大，否则气体易在气道内形成涡流，增加气道的阻力，影响有效通气量；或者因压力过大，有使肺泡破裂的危险，以及将气吹入胃内发生胃胀气。④吹气时间忌过短亦不宜过长，以占一次呼吸的1/3为宜。⑤如遇牙关紧闭者，可行口对鼻吹气，方法同上，但不可捏鼻，且宜将其口唇紧闭。

2.举臂压胸法：此法也是较为简单有效的方法。患者潮气量可达 875 ml，仅次于口对口呼吸法。

（1）患者仰卧，头偏向一侧。肩下最好垫一个枕头。

（2）术者立（或跪）在患者头前，双手捏住患者的两前臂近肘关节处，将上臂拉直过头，患者胸廓被动扩大形成吸气，待 2～3 s 后，再屈其两臂将其放回于胸廓下半部，并压迫其前侧方向肋弓部约 2 s，此时胸廓缩小，形成呼气。依此反复施行。

注意事项：①患者应置于空气流通之处。②患者衣服须松解，但应避免受凉。③如患儿口中有呕吐物、血液、痰液等，应迅速予以清除。必要时，将其舌以纱布包住拉出，以免后缩阻塞呼吸道。④呼吸速度，以 14～16 次 / 分为宜，节律均匀。⑤压胸时压力不可过大，以免肋骨骨折。

3.仰卧压胸人工呼吸法

（1）患者仰卧，背部垫枕使胸部抬高，上肢放于体侧。

（2）术者跪于患者大腿两则，以手掌贴于患者两侧肋弓部，拇指向内，余四指向外，向胸部上方压迫，将气压出肺，然后松手，胸廓自行弹回，使气吸入。

（3）如此有节奏地进行，每分钟按压 18～24 次为宜。

4.俯卧压背人工呼吸法

（1）患者俯卧头向下略低，面转向一侧，两臂前伸过头。

（2）施术者跪于患者大腿两则，以手掌贴于患者背部两侧肋弓部，拇指向内，余四指向外，压迫背部下后方两侧。每分钟 18～24 次。

5.膈神经刺激法，应用毫针及电子仪器刺激膈神经，使膈肌产生节律性收缩，从而达到节律性呼吸的目的。

方法：以一寸半毫针刺入膈神经刺激点。该点位于胸锁乳突肌前沿的中点、颈总动脉搏动处，亦即人迎穴部位，向下方刺达横突再退出少许，接上 68 型治疗仪，以两侧人迎穴作为一对电极。也可在人迎穴旁再插一毫针，与人迎穴作为一对电极，两侧共两对电极。一般治疗仪的 II、III

频率，通电后即出现膈式呼吸。呼吸频率及深浅，可通过调节强度的旋钮来控制。

6.加压人工呼吸法

（1）简易呼吸器法：简易呼吸器是由呼吸囊、呼吸活瓣、面罩及衔接管等部分组成的。呼吸囊由内外两层构成，内层是泡沫塑料，外层是由特制的乳胶制造的。呼吸囊有弹性，挤压后能自动恢复原形。呼吸囊入口处装有单向进气活瓣，挤压时空气由此而出。在进气活瓣处装有另一活瓣，放松囊时进入空气；其前出口处与另一活瓣相接。挤压时空气由此而出。在进气活瓣处装有一个侧管，可接氧气；呼吸活瓣处亦装有一个侧管，可与面罩、气管插管或气管切开套管相连，挤压呼吸囊时，使患者吸入空气（或氧气）；放松呼吸囊时则呼气，并通过呼吸活瓣而排至大气中。本法一次挤压可有 500～1000 ml 的空气进入肺。简易呼吸器轻巧，便于携带，特别适用于现场抢救及基层医疗单位。

（2）空气麻醉机法：空气麻醉机的构造有面罩、螺纹管、呼吸囊、单向的吸入及呼出活瓣。应用时用面罩罩住患者的口鼻，托起下颌，有节律地（14～16 次 / 分）挤压折叠风箱即可达到加压人工呼吸的目的，每次挤压可进入气体 500～1500 ml。亦可将衔接管接压气管插管或气管切开套管上行加压呼吸，效果很好。

第四节　胸腔穿刺术

【目的】

常用于检查积液的性质、给药、抽脓，或为了减轻积液所致的压迫症状和预防胸膜粘连。

【适应证】

1.诊断性穿刺，以确定积液的性质。

2.穿刺抽液或抽气以减轻对肺的压迫或抽吸脓液治疗脓胸。

3. 胸腔内注射药物或人工气胸治疗。

【操作方法】

1. 嘱患者术中避免咳嗽和转动，如果不能配合可予镇静药物。

2. 体位：患者反坐在靠背椅上，面朝椅背，双手平放在椅背上缘，头伏于前臂上。病重不能起床者，取半坐半卧位，可行侧胸穿刺。

3. 定位：可选择胸部叩诊最实的部位为穿刺点。如有大量积液，可任选肩胛骨下第 7～9 肋间隙、腋中线第 6 或第 7 肋间隙、腋前线第 5 肋间隙。包裹性积液可结合 X 线或超声波检查决定。

4. 消毒麻醉：以碘伏消毒穿刺部位皮肤后，术者须戴口罩及无菌手套，盖上消毒洞巾，然后在穿刺点肋间的下肋骨上缘注入适量的 2% 利多卡因溶液，深达胸膜。

5. 左手示指和中指固定住穿刺点皮肤，将针尾套上有橡皮管和附有钳子的穿刺针沿肋骨上缘慢慢刺入，待感觉胸膜壁层被穿过，针头抵抗感消失后，取注射器接于橡皮管，除去钳子，抽吸胸腔内积液，盛在消毒量杯中，以便记录和化验。

6. 放液毕，拔出穿刺针，盖以无菌纱布，用胶布固定。

【注意事项】

1. 放液不要过多、过速，儿童胸腔穿刺抽液一般控制在 200～300 ml，婴幼儿控制在 150 ml 以内，新生儿不宜超过 50 ml。

2. 术中不断观察患儿，如发现头晕、苍白、出汗、心悸、胸部压迫感和剧烈疼痛、昏倒等胸膜过敏现象，或连续咳嗽、吐泡沫状痰等抽液过多现象时，应立即停止穿刺，让患儿处于平卧位，观察其血压、脉搏的变化，并皮下注射 1：1000 肾上腺素 0.01～0.03 mg/kg 或静脉注射葡萄糖注射液。

3. 严格遵守无菌操作。

4. 术后嘱患者卧床休息，勿活动、洗浴等，并观察患者有无不适表现、生命体征变化及可能的并发症。

5. 按照医疗常规处理抽出的液体。

6. 如出现气胸，小容积的气胸，如气胸占胸腔容积不到20%，不治疗经过1～2个月空气即自行吸收。大容积的气胸可吸纯氧1～2 h造成胸膜腔及血液的氧梯度差增大，有利于气胸吸收。气胸量较大引起呼吸困难时，应行胸腔穿刺抽气急救，然后采用闭式引流。

【处理方法】

1. 胸腔穿刺前细询问患者既往史，是否有头晕、出冷汗、晕倒在地等，进行详细的病史询问。

2. 耐心细致讲解胸腔穿刺的目的，介绍操作方法及过程，并交代注意事项，如穿刺中避免咳嗽、讲话和转动身体，以解除患者的思想顾虑和紧张情绪，对精神极度紧张的患者适当使用镇静剂。

3. 要求实习生、进修生及刚入科青年医生术前多接触患者，取得患者信任。

4. 患儿取坐位，患侧手臂举过头顶；或反坐于靠背椅上，交叉两臂在椅背上；重病者可卧床，床头抬高。术前给予支持疗法，鼓励患者进食，防止发生低血糖反应，以便与胸膜反应相区别。如病情允许先治疗并发症，待好转后再行胸腔穿刺。

5. 准确定位，认真查阅超声检查报告，了解胸腔积液的程度、离体表的距离、有无纤维素渗出等。穿刺时患者的体位必须和超声定位时保持一致。局部麻醉，穿刺针尖要锐利、不带钩，沿肋间下缘（肋骨上缘）逐层浸润麻醉，避免损伤血管、神经；抽液不可过多过快。

6. 一旦出现胸膜反应，立即停止胸穿，取平卧位，注意保暖，观察脉搏、血压、神志的变化。症状轻者，经休息或心理疏导即能自行缓解。对于出汗明显、血压偏低的患者，给予吸氧及补充10%葡萄糖溶液，必要时大腿外侧肌内注射1∶1000肾上腺素0.01 mg/kg，防止休克。

第五节　腰椎穿刺术

【适应证】

1. 诊断及观察疗效：检查脑脊液性质、压力，鉴别各种脑炎、脑膜炎等中枢神经系统疾病。

2. 治疗：椎管鞘内注射药物（如脑膜白血病）。

【操作方法与程序】

1. 器械准备

（1）治疗车上层放治疗盘、腰椎穿刺包、手套 2 副、口罩、帽子、消毒测压管，下层放中单或棉垫、消毒液及穿刺过程中用过的物品。

（2）消毒腰椎穿刺包（包括带针芯腰椎穿刺针、镊子、无菌瓶数个、棉球、纱布、5 ml 针管）。

（3）治疗盘中有 2.5% 碘酊、75% 乙醇、2% 利多卡因。

2. 方法

（1）患儿侧卧，膝髋屈曲，双手抱头，充分低头弯腰。应由助手协助患儿，以取得最大限度的脊椎弯曲，充分暴露检查部位的椎间隙。

（2）术者位于患儿背后，左手在头侧，用示指、中指摸好两侧髂骨嵴，此连线中点为第 3、第 4 腰椎棘突之间，在此处穿刺即可达第 3、第 4 腰椎间隙。小婴儿脊髓相对较长，穿刺部位可选择第 4、第 5 腰椎间隙。

（3）常规消毒，用拇指固定第 3 腰椎棘突，沿棘突下方用 2% 利多卡因局部麻醉，边进针边推药，深至韧带，用消毒纱布压迫，拔针后稍等片刻。

（4）右手持腰椎穿刺针，左手拇指固定住第 3 腰椎棘突，沿其下方穿刺，进皮稍快。

（5）进入棘突间隙后，针头稍向头侧倾斜，当有阻力后有落空感时停止进针，拔出针芯，可见脑脊液流出。用无菌瓶 2 个，每瓶接 1 ～ 2 ml 脑脊液分别送检常规、生化或培养。如检测颅压可事先准备好测压管测量压力，此管内脑脊液也可作化验用。如操作过程脑脊液流通不畅，可以转动针尾，助手压迫颈静脉，穿刺针亦可略调深浅。

（6）重新插上针芯，无菌纱布紧压穿刺处，拔针后胶布固定，让患儿平卧。

【注意事项】

1. 当患儿有颅内压增高、视乳头水肿时，若病情需要，应先用脱水剂降颅压后再穿刺，并且放患儿脑脊液时应用部分针芯堵在针口上，以减慢滴出速度，防止发生脑疝。

2. 由于患儿年龄和胖瘦的不同，达到脊髓腔的深度也不同，对瘦小者穿刺时应多加小心，刺入后徐缓前进，以免进入过深引起出血。

3. 新生儿可用普通注射针头进行腰椎穿刺，较用常规腰椎穿刺针容易。

4. 术后患儿平卧 4～6 h 或以上。有颅内高压的患儿，腰椎穿刺后平卧时间可适当延长。

5. 穿刺部位皮肤有化脓性感染者，禁忌穿刺，以免引起感染。

6. 穿刺应在硬板床上进行。

7. 穿刺时如发现患儿呼吸、脉搏、面色突然异常，应停止操作，并进行抢救。

第六节　骨髓穿刺术胸骨穿刺

【适应证】

适用于各年龄阶段患儿。因小儿胸骨骨质松软，易于穿刺，骨髓丰富，取材满意，易于成功，且造成痛苦较轻，患儿及家长容易接受。

【禁忌证】

严重出血倾向或穿刺局部皮肤感染者。

【操作方法】

1. 患儿仰卧位，颈后及肩部垫高，使其头部向后仰，暴露胸前部。

2. 术者位于患儿右侧，寻找患儿胸骨角，选胸骨正中线上相当于第2或第3肋间隙水平，作为穿刺部位。

3. 术者戴无菌手套，常规消毒皮肤，铺孔巾。局部不必用麻醉药。

4. 不用骨髓穿刺针，直接用5～10 ml一次性干燥注射器，针头7～8号。

5. 术者用左手拇指及示指在穿刺点周围将皮肤绷紧固定。右手持注射器，将针头斜面朝下，与胸骨呈45°～60°角，于胸骨柄、胸骨体交界处正中进针，刺入骨膜后再进针2～3 cm，或直到右手有明显的穿透骨质的感觉（落空感），此时穿刺针较稳定地固定在胸骨上，可抽吸注射器，见有红色骨髓液，根据检查需要可抽吸0.2～3 ml不等，随后即可拔针。

6. 如一次抽取未成功，可将针退至皮下，改变一定的方向再次进行穿刺。

7. 以消毒棉球或纱布压迫局部针眼片刻，再用胶布固定。

【注意事项】

1. 较小患儿必要时可先给予镇静剂使其安静，或另一人协助固定其上臂。

2. 年龄较大患儿可做好其思想工作，说明本法优点，消除其恐惧心理，争取患儿合作。

3. 术者穿刺时双手动作轻柔精细，观察进针深度，一旦右手有落空感时即应停止进针，避免用力过猛、进针过深。

第七节 骨髓穿刺术胫骨穿刺

【适应证】

新生儿和3个月以下的婴儿。

【操作方法】

1. 穿刺部位：胫骨前内侧面相当于胫骨粗隆水平下1 cm的前内侧。

2. 术者戴消毒口罩、手套，局部常规消毒，铺以消毒巾。

3. 2%利多卡因作局部浸润麻醉。

4. 由助手固定患儿下肢，术者右手持骨穿针进入皮肤时与骨干长径呈60°角，稍用压力并作轻度旋转，使针穿过骨膜，针达骨髓腔时，即有阻力减低的感觉，固定骨穿针使其不摇动。

5. 拔出针芯，用5～10 ml无菌干燥注射器抽取骨髓液0.2～0.5 ml即可。切忌用力过猛。如做培养时需抽取2 ml。

6. 快速涂片送检。插入针芯，拔出穿刺针后，局部无菌纱布覆盖固定。

第八节　腹腔穿刺术

【适应证】

1. 诊断性腹腔穿刺，用于取样做常规、生化、细菌学或细胞学检查，明确腹水性质，以协助明确病因。

2. 大量腹水压迫引起胸闷、气短及腹部胀痛等症状，须放液减轻腹内压力，或腹腔内给药。

【禁忌证】

肝硬化患儿有肝昏迷先兆，禁止大量放液。

【操作方法】

1. 器械准备

（1）治疗车：上层置一清洁大治疗盘，内放腹腔穿刺包和治疗盘；下层置中单、棉垫、多头腹带、量杯、消毒液、穿刺过程中用过的物品。

（2）灭菌腹腔穿刺包：内有腹腔穿刺针、注射器、止血钳、橡皮管、无菌玻璃接头、孔巾、无菌小瓶4个（留送标本用）。

（3）治疗盘：置消毒用聚维酮碘或2.5%碘酊和75%乙醇、棉签、胶布、皮尺、无菌手套、酒精灯、2%利多卡因。

2. 术前准备：嘱患儿先排尿，以免刺破膀胱；测量并记录腹围、血压、呼吸、脉搏。

3. 体位：取半卧位，年长儿可坐在靠椅上，幼儿必须由大人扶坐椅上，背部及两旁垫以枕头或被毯等物。腹水少者可取侧卧位。

4. 选择穿刺点

（1）一般取左下腹部，脐与髂前上棘连线的中、外1/3 处为穿刺点，用甲紫作记号（此处叩诊应为浊音）。

（2）卧位患儿取脐水平线与腋前线或腹中线交叉处。常用于诊断性穿刺。

（3）坐位放液时，取脐与耻骨联合连线中点，偏左或偏右 1 ～ 1.5 cm 处。

5. 常规消毒。

6. 穿刺方法：术者左手向一边绷紧皮肤（使皮肤针眼与皮下针眼错位），右手持穿刺针垂直进入皮肤后斜行，经过一段腹肌再进入腹腔，以免穿刺后漏腹水。当有落空感时，即可抽取腹水放入消毒试管中以备送检。如需大量放液，可在穿刺针尾部接一橡皮管，再以输液夹调整速度，将腹水引入容器中计量及送检。腹水不断流出时，应将预先包扎在腹部的多头绷带逐步收紧，以防腹压骤减而发生休克，放液要缓慢，控制放液量，一次大量放液可导致水盐代谢紊乱及大量蛋白质丢失，故一次最多不超过1000 ml。放液后以消毒纱布压迫拔针，胶布固定，再用多头绷带包扎腹部。

【注意事项】

1. 严格无菌操作，避免腹腔感染。

2. 腹腔粘连严重，肠管高度充气或腹腔液不多时不宜穿刺抽液。

3. 术中注意患儿的面色、呼吸、脉搏，如主诉头晕、恶心、心慌等症状，应停止手术。

4. 术后令患儿平卧休息 12 h，使穿刺点处于上方，以防腹水漏出。如有漏出用蝶形胶布粘贴。

第九节　心包穿刺术

【适应证】

1. 抽液检查，以确定积液性质及病原。

2. 大量积液有压塞症状时，放液治疗；化脓性心包炎穿刺排脓。

3. 心包腔内注射药物。

【禁忌证】

1. 出血性疾病。

2. 如抽出液体为血液，应立即停止抽吸。

【操作方法】

1. 向患者说明穿刺的目的，并嘱患者穿刺时勿咳嗽或深呼吸。

2. 器械准备：心包穿刺包、手套、治疗盘（棉签、碘酊、酒精、胶布、局部麻醉药）。如需心包腔内注射药物，应同时准备。

3. 患者取半卧位。

4. 可任选下述三个部位之一穿刺。

（1）左侧第 5 肋间锁骨中线外心浊音界内 1 ～ 2 cm 处，沿第 6 肋骨上缘向背部并稍向正中线刺入。如膈肌较低，可以从第 6 肋间刺入。此法最常用。

（2）在剑突和肋弓缘所形成的夹角内，穿刺针与胸壁成 30°，向上穿刺可进入心包腔下部与后部。

（3）如心浊音或心影向右扩大较显著，可于胸骨右缘第 4 肋间刺入。此法有伤及乳房内动脉的危险，故需特别谨慎。

5. 用碘酊、酒精进行常规皮肤消毒。解开穿刺包，戴无菌手套，并检查穿刺包内器械（注意穿刺针是否通畅），铺无菌孔巾。

6. 在穿刺点用 1% 普鲁卡因从皮肤至心包外层做局部麻醉。

7. 用止血钳夹住穿刺针后的橡皮胶管，左手固定穿刺部位局部皮肤，右手持无菌纱布包裹的穿刺针，由麻醉部位刺入。在心尖部进针时，应使针自下向上，向脊柱并稍向心脏方向缓慢刺入；在剑突下进针时，应使针与腹壁成 $30° \sim 40°$ 角，向上、向后并稍向左进入心包腔后下部。待感到针头阻力消失时，则表示已穿过心包外层，并可见针头有与心脏搏动同步的震动，此时应固定穿刺针，将 30 ml 注射器套于针座的橡皮管上，助手松开橡皮管上的止血钳，缓慢抽吸液体，当针管吸满后，先用钳子将橡皮管夹住，再取下针管以防空气进入。

8. 将抽出液体分别盛于两个试管中，以供检验。

9. 术毕，拔出针头，局部盖消毒纱布后用胶布固定。

第十节　膀胱穿刺术

【适应证】

1. 急性尿潴留导尿未成功者。

2. 需膀胱造口引流者。

3. 经穿刺采取膀胱尿液做检验及细菌培养。

【操作方法】

1. 穿刺前，膀胱内必须有一定量的尿液。

2. 下腹部皮肤消毒，在耻骨联合上缘一横指正中部行局部麻醉。

3. 选好穿刺点，以穿刺针向后下方倾斜刺入膀胱腔内。拔出针芯即有尿液溢出，将尿液抽尽并送检。

4. 过分膨胀的膀胱，抽吸尿液宜缓慢，以免膀胱内压降低过速而出血或诱发休克。

5. 用套管针穿刺做耻骨上膀胱造口者，在上述穿刺点行局部麻醉后先做一皮肤小切口，将套管针刺入膀胱，拔出针芯，再将导管经套管送入膀胱，观察引流通畅后，拔出套管，妥善固定引流导管。

6. 对曾经做过膀胱手术的患者需特别慎重，以防穿入腹腔伤及肠管。

【注意事项】

1. 患者应最大限度地憋尿，穿刺方能成功。

2. 穿刺留尿培养标本的前 3 天停用抗生素。

3. 不宜饮水太多或利用利尿剂，以免尿液稀释，结果不准，尿样最好为患者清晨第一次隔夜尿。

4. 腹膜炎及大量腹水患者一般不做此项检查。

第十一节　胸腔闭式引流术

【适应证】

1. 急性脓胸及部分慢性脓胸仍有胸腔积脓者。

2. 胸部开放或闭合性损伤，肺手术及其他胸腔大手术后。

【操作方法】

1. 术前准备

（1）根据体征或胸部 X 线、超声检查，确定胸腔积液、积气部位，并在胸壁上予以标记，以利于术中定位。

（2）术前应向患儿家属介绍手术概要，危重患儿应向家属说明病情。

（3）术前应给予适量镇静剂。

2. 术后处理

（1）保持引流管通畅。

（2）首次排液排气量应适量，如发现患儿有心慌、咳嗽、大汗、呼吸困难等纵隔摆动征时立即停止，并予以适当处理，待情况稳定后再分次排液排气，以保证充分引流。

（3）逐日记录引流的数量和性质，鼓励患儿深呼吸及咳嗽，促进肺扩张，帮助患者变换体位，以利引流。

（4）定期行胸部影像检查，了解胸腔引流情况。

【注意事项】

1. 患儿取斜坡卧位或侧卧位，局部麻醉。

2. 在原胸壁标记处做胸腔穿刺，确定位置后，一般取第 6 ～ 8 肋间或合适的最低位引流，单纯气胸应在锁骨中线第 2 肋间放引流管，置引流管于胸腔后，将其固定于皮肤上，末端接水封瓶。

3. 引流管放入胸腔长度一般不超过 45 cm。

4. 术中应取胸腔积液做常规检查、细菌培养并测定药物敏感度。

第十二节　胸腔减压术

【适应证】

1. 外伤性张力性气胸，胸腔大量积气，引起呼吸困难者。

2. 自发性张力性气胸，经胸腔穿刺不能缓解症状者。

【操作方法】

1. 急救时可连接置于水封瓶中排气管的针头，于锁骨中线第 2 肋间刺入胸腔并固定，进行排气。

2. 情况许可时应做胸腔置管闭式引流。

第十三节　硬膜下穿刺术

【适应证】

1. 细菌性脑膜炎疑有硬脑膜下积液 / 积脓，须明确诊断或施行放液治疗者。

2. 可疑有硬脑膜下积血，须明确诊断或施行治疗者。

【禁忌证】

1. 穿刺部位有皮肤感染。

2. 前囟闭合或很小。

3. 相对禁忌证：有出血倾向者应在凝血功能障碍纠正后行硬膜下穿刺检查。

【操作方法】

1. 患儿洗头并剃去前囟周围头发，仰卧台上，肩下垫枕使头颈后仰，助手固定好患儿头部。

2. 头部常规皮肤消毒，术者戴手套铺好无菌洞巾，穿刺点在前囟侧角最外点或最外点偏内侧 0.25 ～ 0.5 cm，用左手示指、拇指固定皮肤，右手用斜面较短的 7 ～ 8 号注射针头，垂直刺入 0.25 ～ 0.5 cm，当通过硬膜阻力消失有落空感时即达硬膜下腔，此时可见液体流出，即可送检。如有血性、脓性或黄色渗液，可缓慢放出 15 ～ 20 ml，为了治疗目的可于另一侧放液。

3. 术毕拔针消毒，压迫 2 ～ 3 min 后看有无继续出血或脑脊液流出，然后盖以纱布再用胶布加压固定。

【并发症及防治】

1. 头皮水肿：为最常见的并发症，多为穿刺后压迫时间不够或方法不恰当导致，故拔针后应压迫 2 ～ 3 min 后，再盖以纱布并用胶布加压固定，最好再按压 10 ～ 15 min。

2. 刺破静脉窦（常见矢状窦），导致出血；注意尽量靠近前囟侧角内侧进行穿刺。

3. 损伤脑组织，导致穿刺后癫痫发作；注意穿刺不能过深，且在穿刺过程中需固定好患儿头部避免意外发生。

第十四节　肿瘤穿刺活检

【目的】

建立肿瘤穿刺活检标准操作规程，确保操作的规范性和准确性。

【适应证】

适用于肿瘤相关疾病诊断及治疗。

【操作方法】

1. 操作前准备

（1）患儿需住院，行影像学（CT 或 MRI 等）检查明确有肿瘤占位，B 超检查并经 B 超引导穿刺路径，术前常规检查（包括凝血功能）无手术禁忌证，部分病例需术前查血型及交叉配血。

（2）需基础麻醉的患儿在术前 6 h 禁饮、禁食，防止检查时发生呕吐。

（3）术中对可能影响生命体征的包括纵隔及胸腔肿瘤

穿刺需根据具体情况考虑在手术室全身麻醉下进行。

（4）做好本次穿刺失败需二次穿刺或开放活检的思想准备。

2. 穿刺活检术前准备

（1）局部麻醉下肿瘤穿刺活检术

①与患儿及家属交谈，签穿刺同意书，争取患儿配合。

②B超下确认穿刺路径，结合术前读片选定穿刺部位。

③预约B超。

④凝血四项＋交叉配血，停止抗凝药的使用。

⑤涉及腹部肿瘤穿刺，需屏气训练＞15 s。

⑥器械准备：棉纤3包；碘酊、酒精一套；口罩帽子2套；手套3双；1%普鲁卡因2支；空针10 ml×4支；无菌敷贴2张；放置福尔马林标本固定液安瓿一只；生理盐水1瓶；抢救药物（盐酸异丙嗪、肾上腺素、阿托品、地塞米松各2支）；穿刺包（穿刺针16号、20号各1支，穿刺枪1支，纱布4块，消毒洞巾一块）。

（2）基础麻醉下肿瘤穿刺活检术

①与患儿及家属交谈，签穿刺同意书，争取患儿配合。

②预约B超、基础麻醉（分别送手术通知单到B超室及手术室）。

③B超下确认穿刺路径，结合术前读片选定穿刺部位。

④凝血四项＋交叉配血，停止抗凝药的使用。

⑤术前禁食＞6 h，禁饮＞4 h。

⑥不做屏气训练。

⑦床旁准备吸痰器和氧气。

（3）全身麻醉下肿瘤穿刺活检术

①与患儿及家属交谈，签穿刺同意书，争取患儿配合。

②预约B超、全身麻醉（分别送手术通知单到B超室及手术室）。

③B超下确认穿刺路径，结合术前读片选定穿刺部位。

④凝血四项＋交叉配血，停止抗凝药的使用。

⑤术前禁食＞6 h，禁饮＞4 h。

⑥术前告知穿刺术后有送 ICU 复苏、监护的可能。

3. 操作步骤

（1）局部麻醉

①操作在住院部 B 超室进行。

②根据穿刺部位不同选取不同体位。

③ B 超选择穿刺部位，并于皮肤做记号定位。

④准备肿瘤穿刺针（穿刺枪）。

⑤ 1% 普鲁卡因局部麻醉皮肤皮下。

⑥持 20 号穿刺针进入皮肤后，在 B 超引导下进针至肿瘤包膜下，B 超屏幕显示穿刺方向在肿瘤无或少血管区，按压穿刺枪并迅速拔出。

⑦无菌生理盐水空针冲洗穿刺针，得到肿瘤组织，放入福尔马林标本固定液安瓿。共穿刺 3 ～ 4 条肿瘤组织标本送检。

⑧无菌纱布按压穿刺点 5 min 至不出血，以无菌敷贴贴穿刺点，穿刺医生送患儿回病房。

（2）基础麻醉

①操作在住院部 B 超室进行。

②根据穿刺部分不同选取不同体位。

③ B 超选择穿刺部位，并于皮肤做记号定位。

④麻醉医师静脉或肌内注射给予基础麻醉药。

⑤准备肿瘤穿刺针（穿刺枪）。

⑥持 20 号穿刺针进入皮肤后，在 B 超引导下进针至肿瘤包膜下，B 超屏幕显示穿刺方向在肿瘤无或少血管区域时按压穿刺枪并迅速拔出。

⑦无菌生理盐水空针冲洗穿刺针，得到肿瘤组织，放入福尔马林标本固定液安瓿。共穿刺 3 ～ 4 条肿瘤组织标本送检。

⑧无菌纱布按压穿刺点 5 min 至不出血，以无菌敷贴贴穿刺点，穿刺医生与麻醉医师一起送患儿回病房。

（3）全身麻醉

①操作在住院部手术室进行。

②手术室护士将患儿接入手术室，根据穿刺部分不同准备不同体位。

③B超选择穿刺部位，并于皮肤做记号定位。

④麻醉医师全身麻醉患儿。

⑤准备肿瘤穿刺针（穿刺枪）。

⑥持20号穿刺针进入皮肤后，在B超引导下进针至肿瘤包膜下，B超屏幕显示穿刺方向在肿瘤无或少血管区域时按压穿刺枪并迅速拔出。

⑦无菌生理盐水空针冲洗穿刺针，得到肿瘤组织，放入福尔马林标本固定液安瓿。共穿刺3～4条肿瘤组织标本送检。

⑧无菌纱布按压穿刺点5 min至不出血，以无菌敷贴贴穿刺点。患儿复苏后送回病房或送ICU监护由麻醉医师决定。

【注意事项】

1. 穿刺后72 h内患儿卧床休息，医护人员监测其血压等生命体征。

2. 术后监测血常规，了解出血情况。

3. 穿刺标本送病理科光镜或免疫组化检查。

4. 术后应用止血药3天或以上。

5. 根据检查结果确定是否进行二次穿刺或开放手术活检，或行进一步治疗。

第二章

呼吸系统检查

第一节　纤维支气管镜

【适应证】

用于气管、支气管、肺疾病；性质不明的弥漫性肺病变、浸润灶、肺不张、孤立性结节或肿块；吸收缓慢或反复发作的肺炎；慢性、难治性肺炎，哮喘；难以解释的咯血、干咳或局限性哮喘；不能解释的声带或偏侧膈肌麻痹、上腔静脉综合征、乳糜胸或胸腔积液、与气管切开或插管有关的问题（损伤、肉芽组织增生、气管软化等）；观察气管、食管瘘及吸入有害气体引起的气管、支气管损伤情况。

【禁忌证】

具有高危疾患者：近期严重心律失常、主动脉瘤压迫食管、肺动脉高压、不能纠正的低氧血症、明显的出血倾向、尿毒症、利多卡因中毒、全身情况极度衰弱等。

【操作方法】

1. 镜前需做检查项目

（1）实验室检查：血常规、乙型肝炎表面抗原、心电图、血气、胸部 X 线片、PPD。

（2）特殊检查

①反复感染、支气管扩张、肺不张患儿术前需检查：免疫球蛋白 A、免疫球蛋白 G、免疫球蛋白 M 及 SIgA、蛋白电泳、T 细胞亚类。

②哮喘患儿术前需检查：皮肤过敏试验、肺功能或激发试验、嗜酸性粒细胞计数、IgE。

③咯血待查患儿术前需检查：胃液、痰含铁血黄素细胞、出凝血时间。

④需做肺活检者术前需检查：出凝血时间，并备固定液及标本瓶。

2. 术前准备

（1）患儿当日晨起禁食、禁水、勿服口服药物。

（2）肌内注射术前针（阿托品 0.03 mg/kg，安定 0.1 ～ 0.3 mg/kg）后，带患儿至纤维支气管镜室。

（3）准备以下物品：0.9% 生理盐水 2 瓶，2% 利多卡因 4 支，1∶1000 肾上腺素 1 支，无菌培养瓶 4 ～ 6 个，准备局部使用的药物（抗生素、抗结核药、激素等），5% 甲硝唑 1 瓶，一次性手套 2 副，及患儿入院后所有胸部 X 线片 /CT。

（4）患儿至纤支镜室后，术前需于鼻腔及咽部局部喷洒 2% 利多卡因 3 ～ 4 次，同时给予氧气吸入。

3. 术中观察：患儿呼吸、口唇颜色、呛咳情况。

4. 术后需检查项目

	普通培养	结核培养	结核 PCR	病毒七项	黏膜及肺活检
肺炎	+			+	
过敏	+			+	+
结核		+	+		
反复感染	+	+	+	+	+
纤维化					+
肺含铁					+

【注意事项】

1. 术后检查患儿肺内啰音情况，病程日志应予特殊记录。

2. 患儿术后禁食 3 h，注意当日下午体温变化。

3.术后 3 天常规复查胸部 X 线片。术前有肺炎、肺不张者必须复查以观察恢复情况。

4.术后 1～2 周应追查灌洗液培养、病理、电镜等检查的结果，以及患儿病情恢复情况，最终确诊结果。

5.经纤维支气管镜活检者注意出血、气胸的发生，备吸氧、吸痰装置。

第二节　胸膜、肺活检

【适应证】

一般情况尚好的非血管性疾病。

【禁忌证】

有明显的出血倾向、严重的咯血、肺包虫病、肺气肿、肺高压、血管性疾病、严重的呼吸衰竭者。

【操作方法】

1.方法：纤维支气管镜、穿刺、电视胸腔镜、开胸活检。穿刺又分为经皮抽吸细针及切割针穿刺活检、CT 引导下纤维支气管镜穿刺活检。

2.取材：经皮抽吸细针及 CT 引导下纤维支气管镜穿刺活检取材小于 1 mm，一般吸取细胞做涂片检查。纤维支气管镜活检及经皮切割针穿刺活检取材一般小于 3 mm。电视胸腔镜活检取材一般为 0.5～2 cm，有时还能更大，目前已基本将无限制取材的开胸活检替代。

3.术式选择：术式选择的原则是在保证准确率的前提下尽量微创，尽量经济但也要考虑患者的年龄、一般情况、是否需要麻醉等。穿刺活检适于所有部位的病变，但最好是胸膜病变或局限于周边的肺部病变，而且病变一般要大于 1 cm；纵隔或肺门淋巴结肿大用纤维支气管镜穿刺活检比经皮穿刺安全可靠；电视胸腔镜活检适于胸膜病变以及弥漫性或局限于周边的肺部病变。

4.引导方式的选择：经皮穿刺包括盲穿以及透视、模拟机、B 超、CT、MRI、纤支镜等引导下穿刺。透视引导穿刺简便、经济，可实时引导穿刺，但定位不够精确，也不能清楚显示病灶周围血管、器官的情况；B超引导经皮穿刺只能显示贴近胸壁的病灶，显示病灶及穿刺针不如CT直观清晰，但其无射线、经济、简便，能全程监视；CT引导经皮穿刺范围广、定位精确，但费用高、费时、不能监测全过程。模拟机、MRI费用高，短时期内不能普及。CT引导经支气管镜针吸活检术（TBNA）适应证为支气管树或黏膜下病灶，禁忌证为支气管树周围1 cm以外的病灶，优点是快捷、简便、并发症少，缺点是淋巴结定位不规范，技术难掌握。

【注意事项】

1. 经皮穿刺并发症：包括气胸、咯血、血胸、感染、气栓、心包出血、异物，其中主要并发症是气胸、咯血、局部出血。发生气胸的患儿中大部分可自行吸收，仅小部分需要胸腔闭式引流。咯血及局部出血，可给予止血药，个别病例需行手术止血。

2. 经皮穿刺术后处理：安静平卧，吸氧，监测 4～6 h，2～4 h 拍 X 线片。

第三节　支气管造影

【适应证】

1. 支气管扩张症。

2. 支气管肺先天发育不良或不发育。

3. 先天性肺囊肿、肺隔离症及支气管胸膜瘘等。

4. 肺不张、局限性肺气肿。

5. 肺部慢性炎症久治不愈。

【禁忌证】

1. 一般情况差，身体衰弱的患儿。

2. 心肺功能不良。

3. 大咯血 2 周以内。

4. 对碘过敏。

5. 甲状腺功能亢进症。

6. 肺部急性炎症期。

7. 肺结核进展期。

【操作方法】

将造影剂注入支气管，使之显影，用以诊断某些支气管和肺内疾病。所用的造影剂为含碘 40% 的油剂。因流程较繁琐，患儿所受痛苦较大，故能用其他方法做出诊断者尽量不用支气管造影。

【注意事项】

1. 做碘过敏试验。

2. 造影前 4 ～ 6 h 禁食、禁水。

3. 痰量过多者术前 2 ～ 4 日做体位引流，2 ～ 3 次 / 日，每次 15 min。

4. 术前适量镇静、镇咳及减少支气管分泌药物。术前 30 min 用苯巴比妥，或阿托品。

5. 术后体位排痰，排出造影剂，禁食、禁水 4 h，并应密切观察。

第四节 肺功能检查

【适应证】

1. 协助哮喘诊断：高度怀疑哮喘，应用支气管舒张试验不能确诊者。

2. 评估气道高反应性的严重程度。

3. 评估患者对抗炎治疗的反应，指导临床治疗。

【禁忌证】

1. 严重呼吸道感染。

2. 严重肺大疱。

3. 恶性肿瘤。

【操作方法】

1. 检测前的准备

（1）检测前 48 h 停用长效 β_2 受体激动剂，检测前

24 h 停用口服 β_2 受体激动剂，检测前 6～8 h 停用短效 β_2 受体激动剂。

（2）检测前 24 h 停用抗胆碱能药物。

（3）检测前 48 h 停用抗组胺药。

（4）检测前 12～48 h 停用茶碱。

（5）检测前 24 h 停用白三烯受体拮抗剂。

（6）尽量避免剧烈运动，避免吸入冷空气。

2. 肺功能检查内容

（1）肺容积测定：最大呼气流量-容积曲线（MEFV），体积描记仪，氮稀释/氦稀释法。

（2）通气功能测定：呼气流速峰值（PEFR），最大呼气流量-容积曲线（MEFV），体积描记仪。

（3）呼吸力学测定：气道阻力/顺应性，单/双阻断法，体积描记仪，脉冲震荡技术（IOS）。

3. 不同年龄儿童测定方法

（1）学龄儿童（＞6 岁）：最大呼气流量-容积曲线（MEFV），脉冲震荡技术（IOS），呼气流速峰值（PEFR），体积描记仪。

（2）学龄前儿童（3～6 岁）：最大呼气流量-容积曲线（MEFV），脉冲震荡技术（IOS）。

（3）婴幼儿：潮气呼吸肺功能（TFV），阻断法，呼吸阻力，婴幼儿体积描记仪，快速挤压法（RTC）。

【注意事项】

1. 检查当天暂停应用吸入激素，避免进食咖啡、茶、可乐、巧克力及其他含咖啡因的食物。

2. 可能出现的副反应

（1）口干、咽痒、喷嚏、咳嗽、头痛较为常见。

（2）多次做肺功能检查，患儿可感到疲乏、头晕、胸痛、呼吸困难。

（3）个别患儿可有胸部紧缩感，罕见支气管痉挛或喉头水肿等。